Leitsymptome in der Aurachirurgie Band 4

AF215911

Meiner Familie gewidmet.

Mathias Künlen

Leitsymptome in der
Aurachirurgie

Medizin im
21. Jahrhundert

Band 4

Impressum:
Herausgeber: IFA Institut für Aurachirurgie AG, Fürstentum Liechtenstein
Autor: Dr. Mathias Künlen
Lektorat: Petra Kienle, Irmgard Wagner
Layout: Carsten Kienle
Umschlaggestaltung: Dr. Mathias Künlen, Carsten Kienle
Internet: www.aurachirurgie.me
E-mail: info@aurachirurgie.me

© 2018
Herstellung und Verlag: BoD – Books on Demand, Norderstedt.
ISBN: 9783746048864

Bibliografische Information der Deutschen Nationalbibliothek

Die Deutsche Nationalbibliothek verzeichnet diese Publikation in der Deutschen National-
bibliografie; detaillierte bibliografische Daten sind im Internet über http://dnb.d-nb.de
abrufbar

1. Auflage 2018

HINWEIS: Wie jede Wissenschaft ist die Medizin ständigen Entwicklungen unterworfen.
Forschung und klinische Erfahrung erweitern unsere Erkenntnisse, insbesondere was die
Behandlung von Krankheiten anbelangt.

Herausgeber und Verlag haben große Sorgfalt darauf angewandt, dass alle Empfehlungen dem
aktuellen medizinischen Wissensstand entsprechen. Für Angaben von Applikationsformen und
Therapiehinweisen kann vom Autor und Verlag keine Gewähr übernommen werden. Jeder
Benutzer ist angehalten, durch sorgfältige Prüfung und gegebenenfalls nach Konsultation
eines Spezialisten festzustellen, ob die beschriebenen Therapiemöglichkeiten im konkreten
Fall anwendbar sind. Jede Therapieanwendung geschieht auf eigene Gefahr des Benutzers.
Autor und Verlag appellieren an jeden Benutzer, ihm etwa auffallende Ungenauigkeiten
mitzuteilen.

Inhalt

Einleitung

Dieses Buch illustriert Fallbeispiele der Aurachirurgie anhand von Leitsymptomen. Die Reihenfolge der Leitsymptome ist absichtlich ungeordnet bzw. nicht nach Fachrichtungen sortiert. Dies entspricht dem „täglichen Brot" des praktizierenden Aurachirurgen, indem die Patienten während eines Tages ganz unterschiedliche Beschwerden präsentieren. Die Fallbeschreibungen illustrieren, wie vielfach verschlungen die diagnostischen Pfade und differentialdiagnostischen Überlegungen sein können, bis letztlich eine wirksame Therapiemethode erkannt wird. Ausgehend von einem Leitsymptom werden die aurachirurgischen Untersuchungen am Patienten auch mithilfe der nicht-linearen Systemanalyse durchgeführt. Alle Fallbeispiele stehen exemplarisch für die Vorgehensweise in der energetisch-informatorischen Methode der Aurachirurgie, eine Vorgehensweise, die sich von der morphologisch orientierten Schulmedizin unterscheidet.

Aurachirurgie versteht sich als Ergänzung zu etablierten Medizinsystemen wie der Schulmedizin oder der Komplementärmedizin. Sie erhebt explizit keinen Anspruch auf Alleingültigkeit und sollte hinsichtlich ihrer Indikationsstellung stets vergleichend abgewogen und unter Umständen ergänzend angewendet werden.

Aurachirurgie hat inzwischen einen hohen wissenschaftlichen Standard erreicht, mit der Möglichkeit zur bildlichen Darstellung und gar quantitativen Messung von seelisch-geistigen Störungen. Sowohl im Rahmen der Diagnostik als auch insbesondere in der Vorabtestung von Therapieansätzen und in der Erfolgsmessung von aurachirurgischen Behandlungen gibt es beeindruckende Fortschritte des geistigen Heilens, wie man sie bis vor kurzer Zeit noch für unmöglich gehalten hätte. Mit den in diesem Buch gezeigten Verfahren und Methoden steht die Aurachirurgie den wissenschaftlichen Standards der westlichen Schulmedizin nicht mehr nach, im Gegenteil, sie führt in Bereiche des Heilens, von denen die Schulmedizin gegenwärtig weit entfernt ist. An dieser Stelle sei betont: Geistiges Heilen mittels Aurachirurgie beschreibt keine Wunderheilung. Die Wirksamkeit und der Erfolg der Aurachirurgie ist dem speziellen Zugang zum Patienten zu verdanken, einem klar definierten und exakt anwendbaren energetisch-informatorischen Weg.

Seit Jahren arbeite ich mit großer Begeisterung als Aurachirurg. Immer wieder bin ich beeindruckt, ja geradezu verblüfft, welch schlüssigen Erklärungen ich mit dieser Methode bei meinen Patienten für ganz unterschiedliche Symptome und Krankheitsbilder finde, und mit welcher Wirksamkeit ich zur Heilung beitragen kann.

Hinweis: Wenn in diesem Buch von „Arzt" die Rede ist, so wird dies verstanden im Sinne dessen, der heilt. Der Begriff umfasst somit auch Heilpraktiker, Therapeuten und Heiler. Dabei beinhaltet der Begriff „Arzt" sowohl den männlichen Arzt als auch die weibliche Ärztin. Ebenso bezieht sich der Begriff „Patient" auch auf „Patientin". Um die Lesbarkeit des Textes zu erhöhen, werden hier nur die männlichen Formen verwendet.

Ruggell, Liechtenstein im Dezember 2018.

Leitsymptome

In den folgenden Fallbeispielen finden sich zahlreiche Abbildungen der nicht-linearen Systemanalyse. Angezeigt werden immer zwei Bilder, das obere zeigt den Ausgangsbefund, das untere den Befund nach Invertierung eines Einflussfaktors, z.B. Elektrosmog. Eine Invertierung ist an sich noch keine Therapie, sondern dient nur zur diagnostischen Eingrenzung. Sie untersucht, ob sich der energetische Befund eines Organsystems verändert, sobald man einen Kausalfaktor aus der Betrachtung herausnimmt, z.B. einen Candida albicans als Kausalfaktor im Darm. Verbessert sich der energetische Befund bei nochmaliger NLS-Analyse durch Invertierung, so zeigt dies, dass dieser Kausalfaktor entsprechend verantwortlich zu machen ist für die schlechte energetische Ausstattung des jeweiligen Organs. Bleibt der Befund hingegen gleich oder verschlechtert sich gar, so bedeutet dies, der der angenommene Kausalfaktor keine Rolle spielt bzw. dass die Anfrage an das NLS-Analysesystem falsch formuliert ist. Durch Invertierung lassen sich viele Kausalfaktoren schnell und unkompliziert prüfen: Mikroorganismen wie Bakterien, Pilze, Protozoen oder Viren, allergene Substanzen, Nahrungsmittel, aber auch Medikamente, die dem Patienten testweise zugegeben oder auch weggenommen werden. Auf diese Weise lässt sich untersuchen, ob ein bereits gegebenes Medikament Nutzen bringt oder eher schadet. Gleichermaßen lässt sich evaluieren, was ein neu gegebenes Medikament entsprechend am Organsystem energetisch verändern würde.

Die Klassifikation geschieht durch farbliche Markierungen, entsprechend den Schulnoten, 1 ist die beste Note, 6 die schlechteste (helle Vielecke die Note 1, helle Kreise die Note 2, nach oben gerichtete Dreiecke die Note 3, nach unten gerichtete Dreiecke sind die Note 4, dunkle Rauten sind die Note 5, schwarze Vierecke sind die Note 6).

Sodbrennen

Anamnese: 47-jähriger Patient kommt in die Praxis wegen eines seit vielen Jahren bestehenden Leidens mit Sodbrennen und Reflux. Das Problem trete mehrmals täglich auf, immer nach Mahlzeiten, aber auch nachts. Er habe sich bereits so eingerichtet, dass er mit erhöhtem Kopf schläft, aber auch das bringt nicht immer die Lösung. Der Patient ist schlank und sportlich.

Aurachirurgie: In der aurachirurgischen Exploration zeigt sich neben einigen anderen das karmische Muster der Medizinischen Versuche in Form von einer noch bestehenden Magensonde sowie Nasentamponaden, die allesamt regelkonform aurachirurgisch entfernt werden. Nasentamponaden äußern sich in Ventilationsstörungen, die Patienten können nicht ungehindert durch die Nase atmen, haben häufig Nasennebenhöhleninfektionen. Magensonden zeigen sich als ein Kloßgefühl im Hals sowie durch Reflux von Magensäure in die Speiseröhre, was als Sodbrennen bekannt ist. Bei der Prüfung der Magensonde gibt der Patient an, den Druck bis in den Mageneingangsbereich zu spüren, was in der wieteren Exploration durch Druck mit der chirurgischen Sonde auf den Mageneingang am Anatomieatlas tatsächlich bestätigt wird.

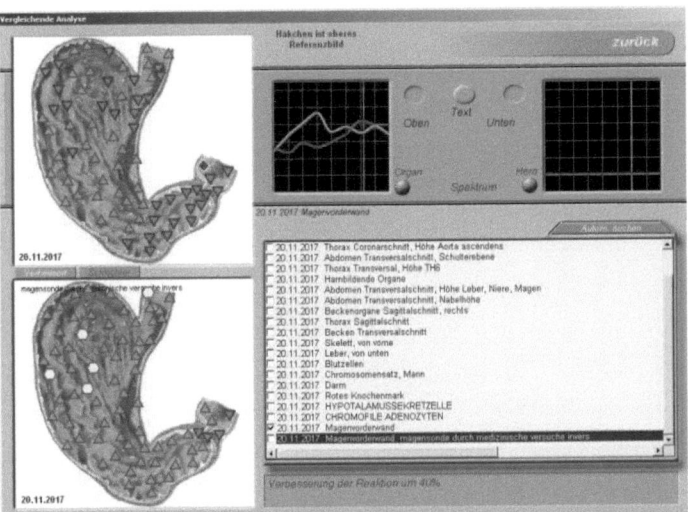

Abb. 1: *Im Bereich des Mageneingangs finden sich zahlreiche dunklere Markierungen in Form von nach unten gerichteten Dreiecken, die sich bei Invertierung von Magensonde durch Medizinische Versuche im Vorleben zu den energetisch günstigeren Dreiecken nach oben verändern. Es kommt zu einer Verbesserung des energetisches Befundes um 40%.*

Bewertung: Beeindruckend ist, dass sich die Belastung am Mageneingang in der NLS-Analyse, klinisch als auch aurachirurgisch präsentiert und nach Auflösung des karmischen Musters der medizinischen Versuche die Resonanz am Magen bzw. an der Mundöffnung wie auch das Sodbrennen vollständig verschwinden. Zusätzlich zum karmischen Muster der Medizinischen Versuche findet sich in der aurachirurgischen Exploration bei diesem Patienten noch die energetische Belastung von Magen, Zwölffingerdarm, Dünndarm und Dickdarm in der NLS-Analyse mit Candida albicans, was im Rahmen des Sodbrennens natürlich auch eine Rolle spielt. Entsprechend wird dem Patienten empfohlen, sich einer Darmsanierung durch den Heilpraktiker zu unterziehen, wodurch sich die Symptomatik noch weiter bessern sollte.

Grundsätzlich gilt: Nach der Entfernung der Magensonde sollte der Aurachirurg nochmals alle Resonanzen prüfen: Die Resonanz im Bereich der Mundöffnung muss verschwunden sein, als Zeichen dafür, dass die Magensonde tatsächlich vollständig gezogen wurde. Aber auch die Resonanz im Mageneingangsbereich muss nachgetestet werden, zumal es immer wieder Fälle gibt, in denen dort noch Resonanz besteht, obwohl die Magensonde selbst bereits ordnungsgemäß entfernt wurde. In diesen Fällen handelt es sich um noch bestehende Schleimhautreizungen im Mageneingangsbereich, die der Aurachirurg entsprechend mit dem Laser und der Stimmgabel solange nachbearbeiten sollte, bis auch dort die Resonanz vollständig verklungen ist.

Kalte Hände und Füße

Anamnese: Patientin, 25 Jahre alt, kommt in die Praxis wegen ihrer andauernd kalten Hände und Füße. Schulmedizinisch sei sie untersucht worden, es sei nichts gefunden worden. Insbesondere der Verdacht auf ein Raynaud-Syndrom[1], den der Hausarzt vor einigen Monaten formuliert hatte, habe sich nicht erhärtet. Auch bestehe keine Kältehämagglutininkrankheit[2], denn die Beschwerden treten auch in warmen Umgebungen auf. Die Patientin stellt die Frage, ob man hier aurachirurgisch etwas machen könne.

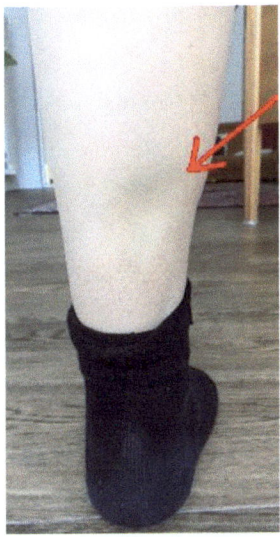

Abb. 2: *Am rechten Unterschenkel zeigt sich eine blaue Verfärbung und eine Eindellung, von der die Patientin behauptet, dies schon immer zu haben. Vielfach sei sie von Freunden schon auf diese Besonderheit angesprochen worden. Es sehe nicht nur aus wie eine Einschürung, sondern auch das Gefühl sei so.*

---

[1] Beim Raynaud-Syndrom handelt es sich um eine Gefäßerkrankung, die mit Vasospasmen und Minderdurchblutung an den Fingern oder Zehen einhergeht.

[2] Kälteagglutinine sind IgM-Autoantikörper im Blut, die erst bei niedrigen Temperaturen (10–15 °C) wirksam werden. Sie richten sich gegen Oberflächenantigene von Erythrozyten und führen zu deren Agglutination und anschließender Hämolyse (autoimmunhämolytische Anämie). Kälteagglutinine dürfen nicht mit Kryoglobulinen verwechselt werden. Kälteagglutinine verursachen eine bei höheren Temperaturen wieder reversible Erythrozytenagglutination und können dadurch bei Kälteexposition zur Verlegung kleinerer Blutgefäße führen. Sie verursachen die so genannte Kälteagglutininkrankheit, die sich durch ein Raynaud-Syndrom mit verminderter Durchblutung der Akren und Schmerzen bemerkbar macht.

Aurachirurgie: Bei der aurachirurgischen Untersuchung zeigt sich das karmische Muster des Sklavenjochs in ausgeprägter Weise.

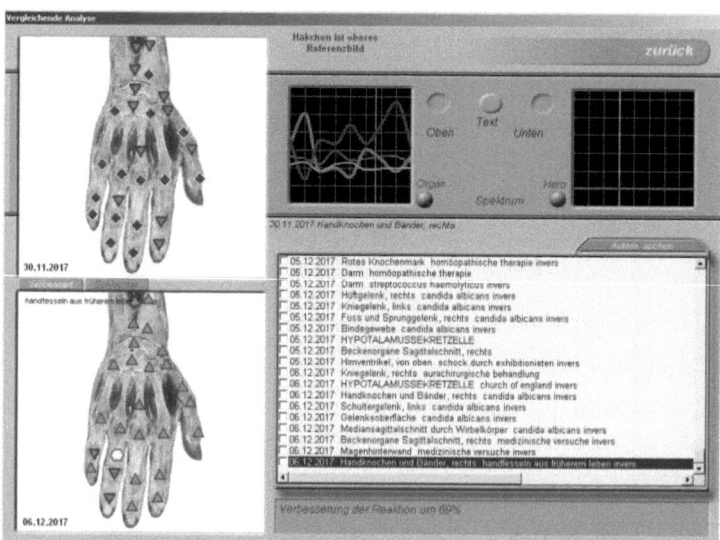

Abb. 3: *Energetische Schwäche im Bereich der Hände, bei Invertierung von Handfesseln aus früherem Leben bessert sich der Befund um 69%.*

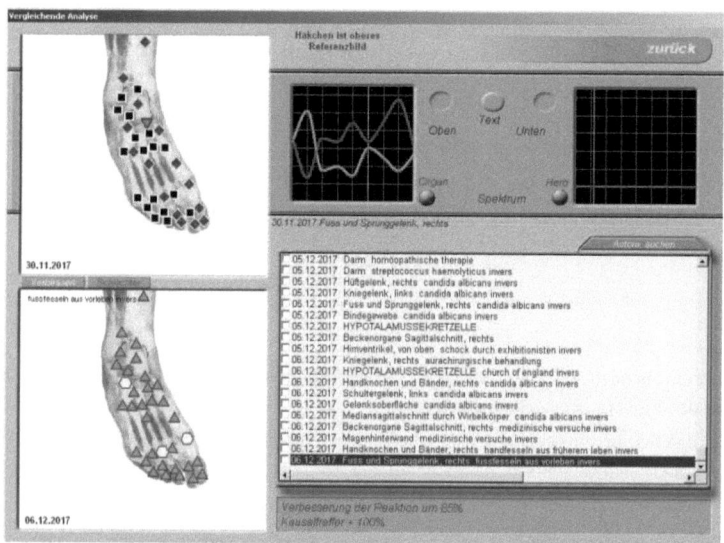

Abb. 4: *Energetische Schwäche im Bereich der Füße, bei Invertierung von Handfesseln aus früherem Leben bessert sich der Befund um 85%.*

Bewertung: Besonders beeindruckend ist in diesem Fall die blau gefärbte Einschnürung im Bereich des rechten Unterschenkels, die seit Jahren besteht und für die bislang keine Erklärung gefunden werden konnte. Nach der aurachirurgischen Interpretation handelt es sich um eine Fußfessel, die das entsprechende Areal eindrückt und zu der Blaufärbung führt. Das Sklavenjoch wird fachgerecht aurachirurgisch entfernt, die Fesseln an Händen und Beinen aufgeschnitten und die entsprechend Energie verworfen. Das Gewebe des Schultergürtels strafft der Aurachirurg mit einer Pinzette, um die Kopfdrehbeweglichkeit entsprechend zu erhöhen.

In der Folge bessert sich die Situation für die Patientin deutlich: Hände und Füße sind nicht mehr so kalt wie früher. Insbesondere das Gefühl der Einschnürung am Unterschenkel ist unmittelbar nicht mehr vorhanden und bleibt auch in der Folge weg. Nach der Beschreibung durch die Patientin lässt auch die Intensität der Blaufärbung nach. Die Beweglichkeit von Armen und Beinen ist deutlich freier. Insbesondere das Gangbild verändert sich: Waren die Füße früher beim Gehen leicht nach innen gedreht, so hat sich dies in den letzten Monaten deutlich verändert: Die Füße stehen jetzt beim Gehen etwas weiter auseinander und nach außen rotiert, der Gang ist dadurch sicherer geworden.

Patienten mit Sklavenjoch haben typischerweise häufig kalte Hände und Füße, weil die Fesseln aus früheren Leben noch bestehen, die die Durchblutung an den Extremitäten abschnüren. Sobald die Fesseln an Händen und Füßen vom Aurachirurgen durchtrennt werden, erhöht sich nicht nur die Beweglichkeit der Extremitäten nachhaltig, sondern auch die Durchblutung und die Sensibilität verbessern sich zusehends.

Halsentzündung

Anamnese: Patientin, 20 Jahre alt, klagt über immer wiederkehrende Halsentzündungen. Der Rachen sei dann immer rot gefärbt, die Zunge belegt, die Mandeln groß mit vielen weißen Eiterstippchen.

Aurachirurgie: In der aurachirurgischen Prüfung zeigt sich das karmische Muster des Erhängens, in der Aura findet sich sowohl eine Schlinge beim Griff in die Aura von vorne als auch ein Strick beim Ziehen hinter dem Kopf. Nach fachgerechter Entfernung von Schlinge und Strick mit der Schere ist die Resonanz verschwunden.

Bewertung: Rezidivierende Halsentzündungen und Tonsillitiden[3] finden sich als typische Folgen von karmischen Belastungen des Erhängens. Werden die Schlinge und der Strick durchschnitten, geht die Häufigkeit der Halsentzündungen merklich zurück oder verschwindet vollständig. Im vorliegenden Fall kam es noch ein einziges mal zu einer Halsentzündung, danach nicht mehr. Eine solche Einmaligkeit eines Ereignisses deutet auf eine Erstverschlechterungssymptomatik hin, wie sie bei aurachirurgischen Behandlungen typisch ist. Die hier aufgestellte Hypothese, rezidivierende Halsentzündungen seien durch das karmische Muster des Erhängens verursacht, widerspricht der Haltung in der Schulmedizin. Dort wird allenfalls von einem reduzierten Allgemeinzustand oder einer Immunschwäche ausgegangen, die als prädisponierende Faktoren ursächlich an einer Erkrankung sein können, karmische Belastungen indes werden nicht akzeptiert oder gar diskutiert.

---

[3] Entzündungen der Gaumen- und Rachenmandeln. Die Tonsillitis ist eine Infektionskrankheit. Die akute Form wird in den allermeisten Fällen durch Viren (z.B. Adenoviren), selten durch Bakterien ausgelöst. Die chronisch rezidivierende Form ist dagegen vorwiegend bakteriell bedingt. Typische bakterielle Erreger sind: Beta-hämolysierende Streptokokken (v.a. Streptococcus pyogenes), Staphylokokken, Pneumokokken, Haemophilus influencae, Moraxella catarrhalis, Neisseria gonorrhoeae. Viele dieser Keime gehören zur residenten Mundflora. Die Infektion wird jedoch meist durch neue Serotypen der Erreger ausgelöst, gegen die keine Immunität besteht. Als zusätzliche Faktoren können ein reduzierter Allgemeinzustand oder eine Immunschwäche hinzutreten. Bei chronischer Tonsillitis liegt meist eine Mischinfektion mit anaeroben und aeroben Erregern vor. Typische Symptome sind geschwollene, gerötete Gaumenmandeln, Schluckbeschwerden (Verengung des Isthmus faucium), Schleimhautulzerationen, Eiter-, Fibrinbelag ("Stippchen"), Foetor ex ore und Lymphknotenschwellung. Bei schweren Verläufen auch Allgemeinsymptome (Fieber, Kopfschmerzen, Abgeschlagenheit) und scarlatiniformes Exanthem (Scharlach). Vielfach besteht das Problem, dass eine antibiotische Therapie eine nur kurzfristig Lösung bringt, mit Abklingen der Symptome, dass aber die Tonsillitis zu Rezidiven neigt, so dass immer wieder antibiotische Behandlungen eingesetzt werden müssen, letztlich ohne nachhaltigen Erfolg.

Stottern

Anamnese: Patient, 23 Jahre alt, klagt über Stottern, das ihn seit seiner Kindheit plagt. In der Schule sei er deshalb immer gehänselt worden, viele hätten ihn für minderbegabt gehalten, weshalb er an die Schule sehr schlechte Erinnerungen habe. Inzwischen sei die Situation durch viel Übung und Training etwas verbessert, wenngleich er in Phasen der inneren Anspannung und Aufregung immer noch sehr zu stottern beginne.

Aurachirurgie: In der aurachirurgischen Prüfung zeigt sich das karmische Muster der Schwarzen Magie, wobei die Ausprägung am stärksten im Bereich des Halses ist. Nach Auflösung des karmischen Musters fühlt sich der Patient sehr erleichtert und beginnt zu weinen.

Bewertung: Stottern und Stammeln sind typische Symptome der Schwarzen Magie, wie die aurachirurgische Erfahrung zeigt. Gerade wenn der Hals stark von der Belastung durch die Schwarze Magie betroffen ist, kommt es zu diesen Beschwerden. Der Hals steht in der Interpretation der Schwarzen Magie für das „Herunterschlucken von Inhalten", die der Betreffende eigentlich sagen und somit nach außen bringen möchte, aber aus irgendeinem Grund nicht „herausbekommt". Diese Symptomatik wird von Menschen mit dem karmischen Muster der Schwarzen Magie in eindrücklicher Weise und in fast identischem Wortlaut immer wieder vorgetragen. Löst der Aurachirurg die Schwarze Magie auf, so bessern sich regelhaft die Probleme des Stotterns und Stammelns, so auch im vorliegenden Fall. Der Sprechfluss wird gleichmäßiger und die Patienten verlieren das Gefühl, gewisse Dinge nicht mehr über die Lippen zu bekommen. Die Blockade im Bereich des Halses durch die Schwarze Magie ist insofern bemerkenswert, als sie ursprünglich dazu dient, dass der Betreffende nicht bemerken soll, dass hier eine Manipulation im Sinne der Schwarzen Magie an ihm vorgenommen wurde. Entfernt der Aurachirurg die Schlösser am Hals, ändert sich häufig nicht nur das Sprechen, sondern das gesamte Kommunikationsverhalten des Patienten grundlegend. Dadurch eröffnen sich dann neue soziale Kontakte sowie berufliche wie private Erfolge, die zuvor undenkbar gewesen wären.

Herzrhythmusstörungen

Anamnese: H. Sch., 46 Jahre alt, kommt in die Praxis wegen seit Jahren bestehenden Herzrhythmusstörungen[4] im Rahmen eines schulmedizinisch diagnostizierten Vorhofflimmerns. Nach eigenen Angaben begann die Symptomatik, als er mit 13 Jahren in der Badewanne onanierte und dabei ertappt wurde. Auch sei er vor einigen Jahren operiert worden und beim Aufwachen im Aufwachraum unsanft aus der Narkose geweckt worden.

Aurachirurgie:

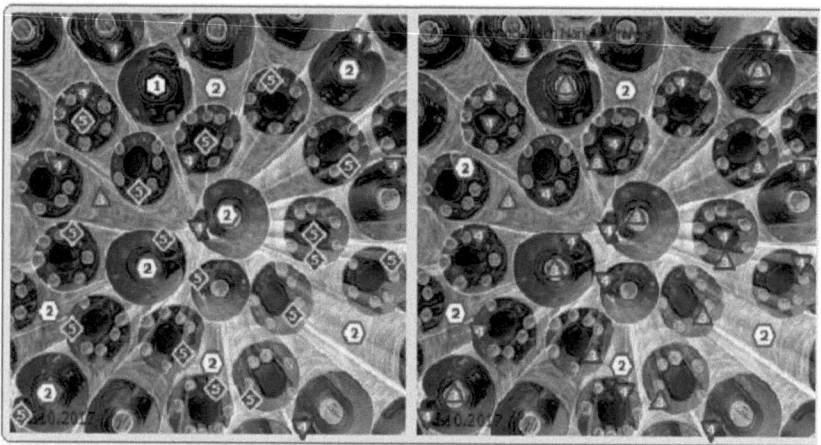

Verstärkung Kompensationsreaktionen 46%

26.10.2017 WEISSE SUBSTANZ

Abb. 5: *In der weißen Substanz des Gehirns zeigt sich eine deutliche energetische Belastung, die sich bei Invertierung von Aufwachschock durch Narkose um 46% gebessert ist.*

---

[4] Unter Herzrhythmusstörungen bzw. Arrhythmien versteht man Unregelmäßigkeiten der Herzaktion. Die normale Aktionsfolge des Herzens geht auf die rhythmische Reizbildung im Sinusknoten und die Erregungsleitung zurück. Diese erfolgt, von einer respiratorischen Arrhythmie abgesehen, gleichmäßig in bestimmten Grenzen. Der normale Herzrhythmus wird demnach als Sinusrhythmus bezeichnet. Neurovegetativ gesteuerte Frequenzänderungen gestalten die Kreislaufanpassung an Ruhe- oder Belastungsbedingungen. Frequenzen unter 60 pro Minute werden als Bradykardie, über 100 Schläge pro Minute als Tachykardie bezeichnet. Arrhythmien sind häufig Symptome oder Hinweise auf andere Erkrankungen des Herzens oder Ausdruck von neurovegetativer Dysregulation. Ursache für Rhythmusstörungen des Herzens können unter anderem nervöse und vegetative Faktoren, toxische Einflüsse (Medikamente) und organische Myokardschädigungen (z.B. Myokarditis) sein. In einer Reihe von Fällen ist jedoch eine genaue Ursachenklärung nicht möglich.

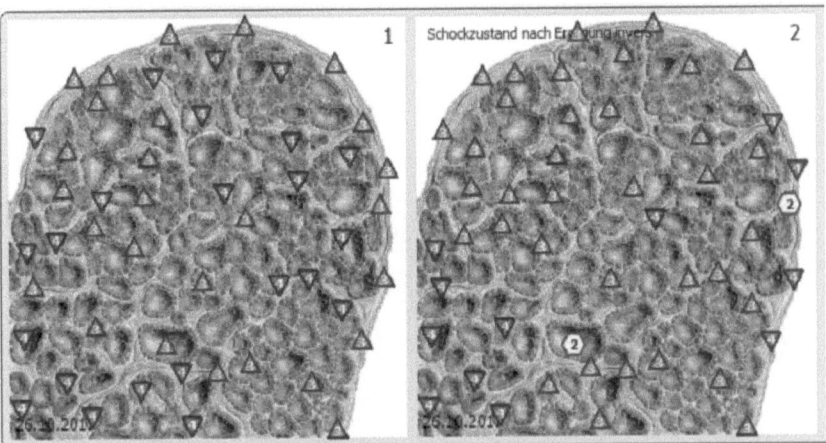

Verstärkung Kompensationsreaktionen 20%

26.10.2017 SCHILD- UND BEISCHILDDRÜSE

Abb. 6: *An der Schilddrüse und Nebenschulddrüse zeigt sich eine energetische Belastung, die bei Invertierung von Schockzustand nach Erregung um 20% verbessert ist.*

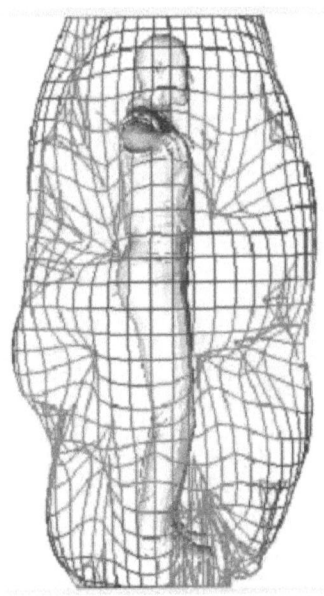

Abb. 7: *Die Darstellung der Aura zeigt eine generelle Störung, insbesondere im Bereich des Kreuzbeins.*

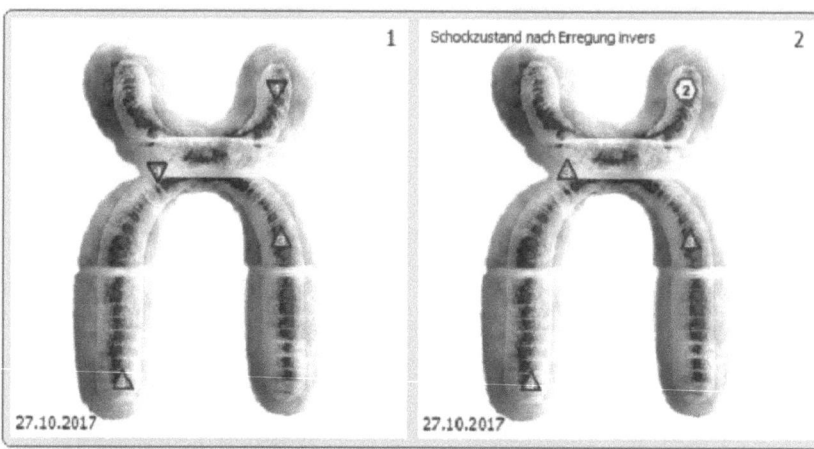

Abb. 8: *Auf dem Y-Chromosom zeigt sich eine Belastung, die durch Invertierung von Schockzustand nach Erregung um 51% gebessert ist.*

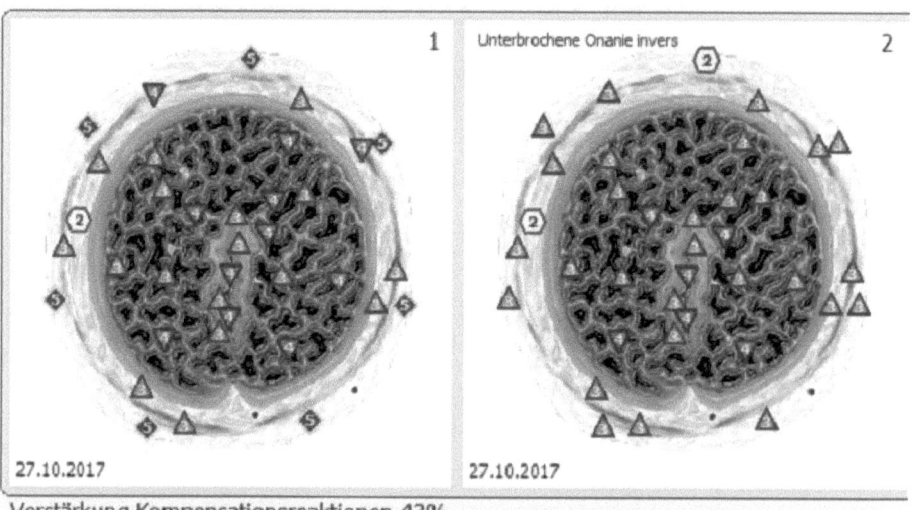

Abb. 9: *Energetische Belastung auf der Eichel, durch Invertierung von „Unterbrochene Onanie" zeigt sich eine Verbesserung um 43%.*

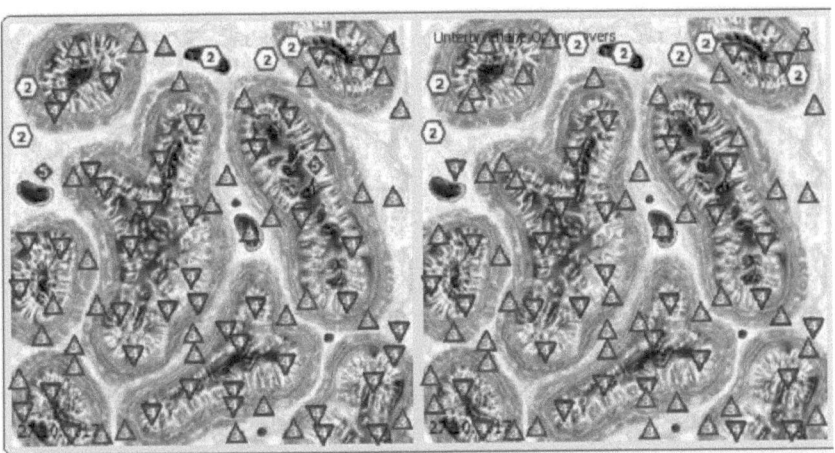

Verstärkung Kompensationsreaktionen 14%

27.10.2017 SAMENBLÄSCHEN

Abb. 10: *Energetische Belastung in den Samenbläschen, Verbesserung des Befundes um 14% bei Invertierung von „Unterbrochene Onanie".*

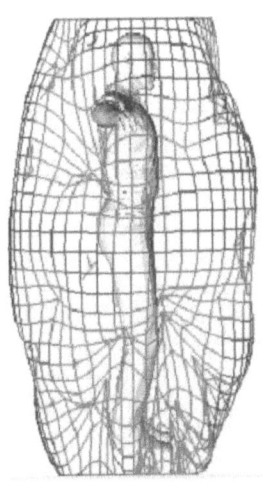

Abb. 11: *Nach Ausleitung der Schocksymptomatik nach der Wassermethode kommt es in den folgenden Wochen tatsächlich zu einer Verbesserung der Symptomatik wie auch des energetischen Aurabildes.*

Bewertung: Schockerlebnisse unterschiedlicher Ursache, auch z.B. durch unsanftes Erwachen aus Narkosen, führen zu schweren psychische und/oder somatischen Störungen, die in der NLS-Analyse feinstofflich noch Jahrzehnte später gemessen werden können.

Schmerzen beim Wasserlassen

Anamnese: Patientin, 67 Jahre alt, kommt in die Praxis wegen ihrer seit Jahren zunehmenden Schmerzen beim Wasserlassen. Schulmedizinisch wurde die Diagnose eines Lichen sclerosus[5] gestellt, der sie in ihrer Lebensqualität zunehmend einschränke. Beim Wasserlassen habe sie Probleme, da der Ausgang der Harnröhre durch den Lichen verengt sei und es deshalb immer zu Restharnbildungen komme, d.h. die Harnblasenentleerung ist nie vollständig. Das führt dann zum Nachträufeln und zu häufigem Harndrang (Pollakisurie). Stuhlentleerungen seien regelmäßig schmerzhaft, da die Haut im Dammbereich eingerissen sei. Hautpflege und Eincremen helfen nur bedingt. Auch sexueller Verkehr sei nur unter Schmerzen möglich, zumal der Eingang der Vagina entzündlich verhärtet und entsprechend schmerzhaft sei. Auch ein erheblicher Juckreiz, v.a. während der Nacht, belaste die Patientin erheblich und führe dazu, dass sie immer wieder erwache. Inzwischen seien die Verwachsungen im Genitalbereich so ausgeprägt, dass man die Clitoris schon gar nicht mehr von außen sehen könne.

Aurachirurgie: Es finden sich mehrere karmische Belastungen, insbesondere das karmische Muster der Schwarzen Magie, aber auch eine deutliche Belastung im Sinne eines Keuschheitsgelübdes. All diese Belastungen werden aurachirur-

---

[5] Der Lichen sclerosus ist eine seltene, entzündliche Bindegewebserkrankung, bei der einzeln oder in Gruppen weißlich, harte Hautknoten entstehen. Diese können miteinander verschmelzen und an Narbengewebe erinnern. Der Lichen sclerosus ist nicht ansteckend, seine Ursachen sind bis heute nicht eindeutig bekannt. Am häufigsten ist die Genitalregion betroffen, meist bei erwachsenen Frauen. Die Erkrankung kann auch in der Rücken-Schulter-Region, an den Oberschenkelinnenseiten oder im Bereich um den After auftreten. Sind nur die Geschlechtsorgane befallen, spricht man auch vom Lichen sclerosus genitalis. Auch wenn der Lichen sclerosus nicht übertragbar ist, haben viele Menschen Hemmungen mit der Erkrankung zum Arzt zu gehen, sodass viele Patienten nicht oder erst spät erkannt werden. Die meisten Menschen empfinden beim genitalen Lichen sclerosus einen starken Juckreiz. Dieser tritt häufig schubweise auf, manchmal ist er aber auch gar nicht oder nur schwach ausgeprägt. Die Haut verhärtet sich, sie ist besonders verletzlich und kann daher, zum Beispiel durch Kratzen, leicht einreißen, bluten und sich entzünden. Durch das Kratzen kann es in die Unterhaut einbluten, sodass der Lichen sclerosus rot unterlaufen und krustig erscheint. Meist ist er allerdings weißlich-narbig ohne, oder mit weniger Hautpigmentation. Aufgrund von Vernarbungen können Hautareale schrumpfen (Atrophie), wobei sich bei der Frau die Schamlippen zurückbilden können. Da häufig der Scheideneingang betroffen ist, kann der Geschlechtsakt sehr schmerzhaft und unangenehm werden. Beim Mann lässt sich aufgrund der Verhärtung (Sklerose) der Haut die Vorhaut nicht mehr, oder nur mit Mühe zurück schieben. Dadurch ist die Intimhygiene erschwert. Infektionen unter der Vorhaut können dann eine dauerhafte Entzündung der Eichelhaut (Balanitis) auslösen. Die Haut reißt leicht ein, was zusätzlich schmerzhaft ist und den Geschlechtsverkehr behindert. Häufig bereitet bereits die Erektion an sich Schmerzen. Auch beim Wasserlassen oder Stuhlgang können Schmerzen auftreten. Durch die narbige Verengung der Harnröhre kann der Harnstrahl abgeschwächt sein.

gisch bearbeitet. Darüber hinaus versucht der Aurachirurg die Region der Clitoris aurachirurgisch freizulegen und die entzündliche Reaktion lokoregional durch energetische Maßnahmen zu beruhigen.

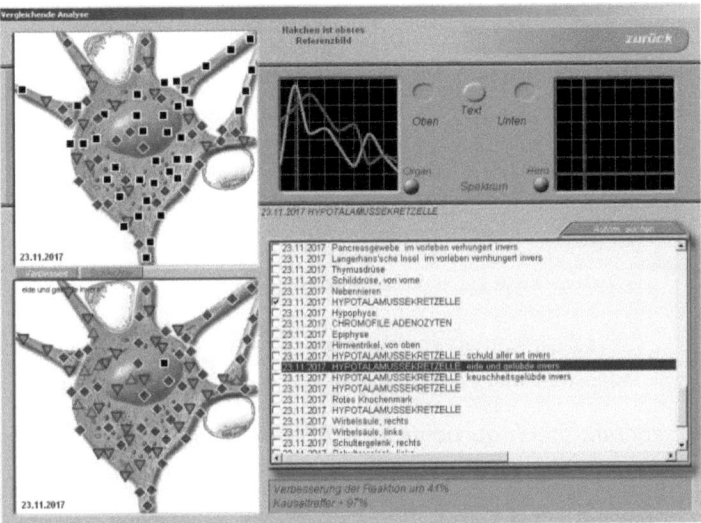

Abb. 12: *Sehr schwere energetische Belastung in den Hypothalamussekretzellen durch Eide und Gelübde, bei Invertierung Verbesserung um 41%.*

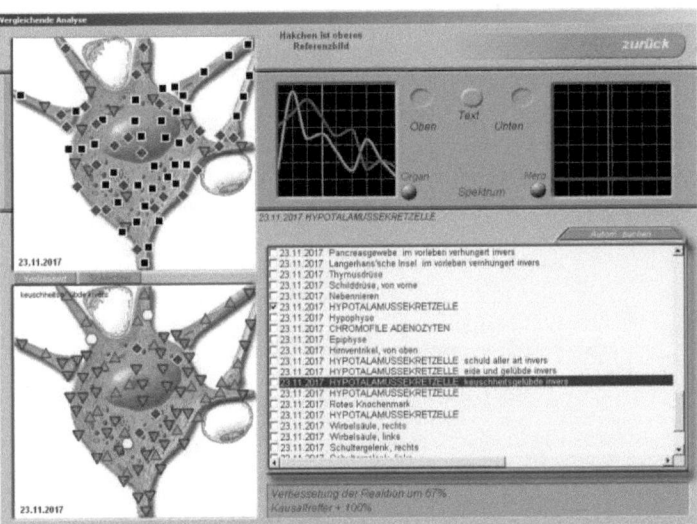

Abb. 13: *Hypothalamussekretzellen: Bei Invertierung von Keuschheitsgelübde kommt es zu einer Verbesserung des energetischen Befundes um gar 67%.*

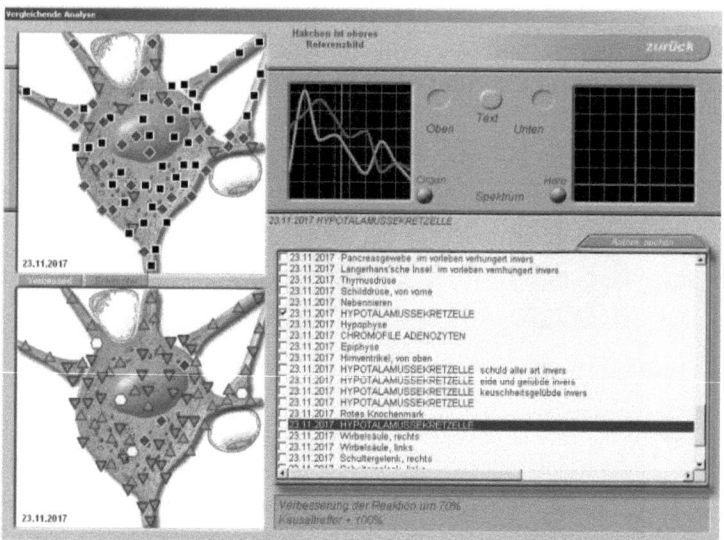

Abb. 14: *NLS-Analysebefund nach aurachirurgischer Auflösungsprozedur: Verbesserung des energetischen Befundes um 70% in den Hypothalamussekretzellen.*

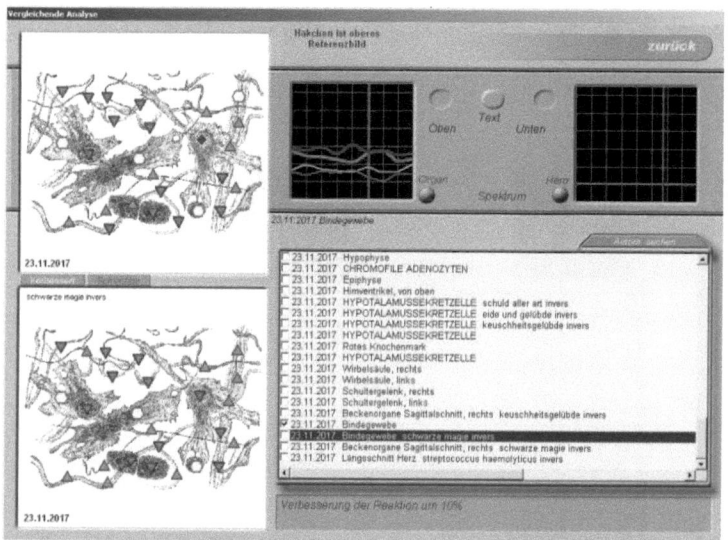

Abb. 15: *Mäßige energetische Belastung des Bindegewebes, bei Invertierung von Schwarzer Magie zeigt sich eine Verbesserung des Befundes um 10%.*

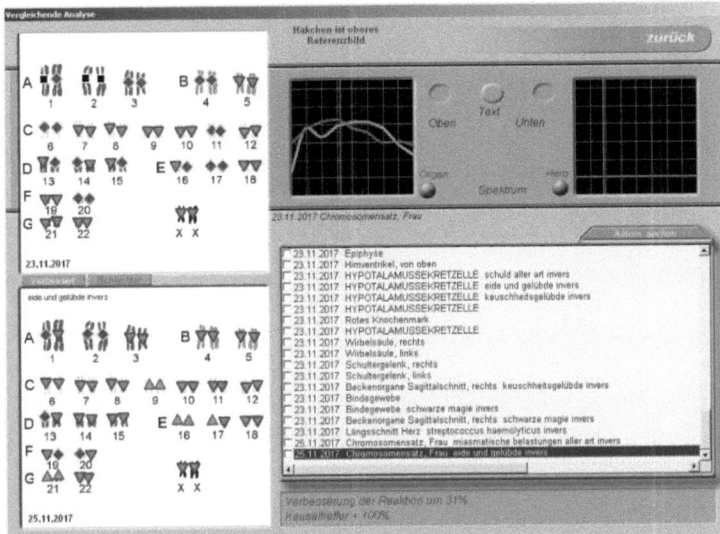

Abb. 16: *Deutliche energetische Belastung der Chromosomen, bei Invertierung von Eiden und Gelübden Verbesserung um 31%.*

Einen Monat nach Behandlung werden Kontrolluntersuchungen durchgeführt:

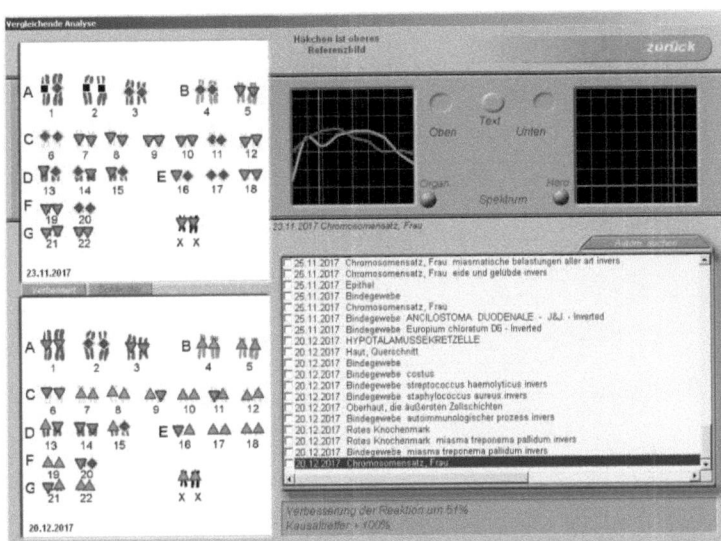

Abb. 17: *Deutliche energetische Verbesserung in den Chromosomen um 51% im Vergleich zum ursprünglichen Befund.*

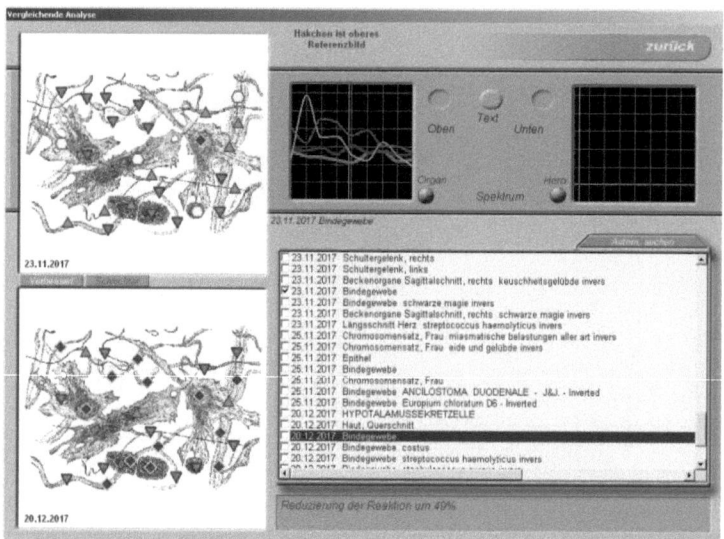

Abb. 18: *Verschlechterung des energetischen Befundes um 49% im Vergleich zum ursprünglichen Befund im Bindegewebe.*

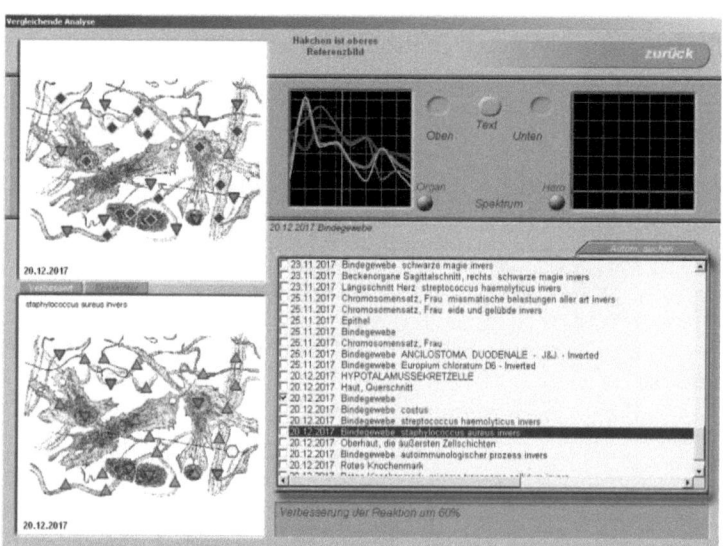

Abb. 19: *Es stellt sich heraus, dass die Patientin eine bakterielle Infektion im Dammbereich erlitten hat, die entsprechend bei Invertierung von Staphylococcus aureus wiederum zu einer Verbesserung um 60% führt. Tatsächlich verbessert sich der energetische Befund in den Folgetagen wieder.*

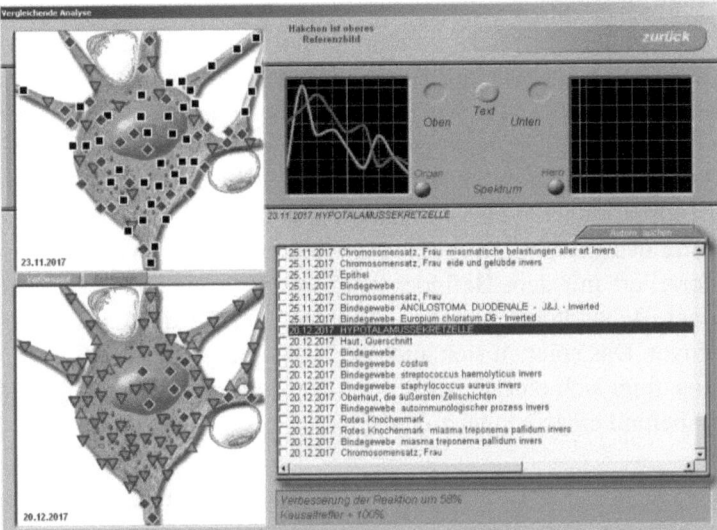

Abb. 20: *Hypothalamussekretzellen: Im Vergleich zum ursprünglichen Befund findet sich immer noch eine mögliche Verbesserung um 58%, was bedeutet, dass die bisher durchgeführte aurachirurgische Auflösungsprozedur wiederholt werden sollte, um den Effekt noch weiter zu verstärken..*

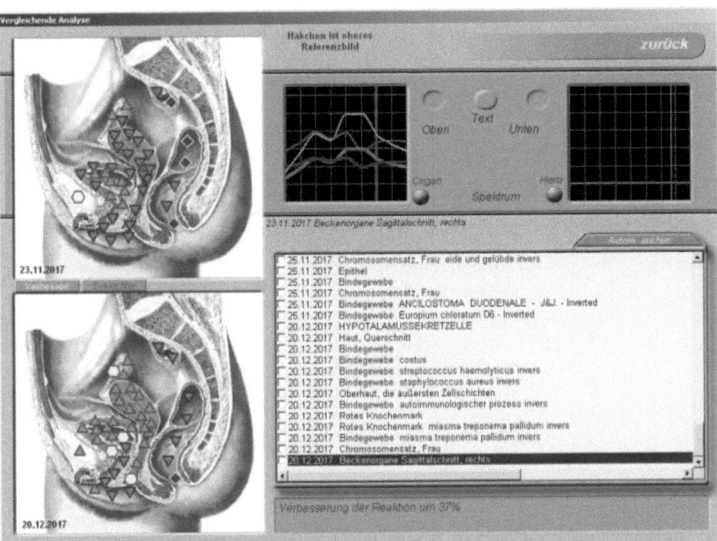

Abb. 21: *Im Vergleich zum ursprünglichen Befund hat sich die energetische Situation im Beckenorgan Sagittalschnitt um 35% verbessert, bedingt durch die Auflösung der Schwarzen Magie in der aurachirurgischen Behandlung..*

Bewertung: Ein schwerer Fall, der zeigt, dass die entzündliche Reaktion mit Narbenbildung im Urogenitalbereich vielfältige energetisch-informatorische Hintergründe besitzt. Die Diagnose eines Keuschheitsgelübdes wird von der Patientin als durchaus naheliegender Grund für die zunehmende Sklerosierung im Urogenitalbereich interpretiert. Die energetische Störung im Bindegewebe zeigt sich in der NLS-Analyse eindrucksvoll, wobei hier die Schwarze Magie, welche bei der Patientin in ausgeprägter Weise vorhanden ist, verantwortlich zu machen ist. Die Verbesserung des energetisch messbaren Befundes auf den Hypothalamussekretzellen korreliert mit dem Befinden der Patientin: Sie fühlt sich nach der aurachirurgischen Behandlung deutlich erleichtert und für die Zukunft zuversichtlicher als zuvor. Das spiegelt sich auch im NLS-Analysebefund des Urogenitalbereichs: Hier zeigt sich eine feinstoffliche Verbesserung um 35% gegenüber dem Ausgangsbefund einen Monat zuvor.

Gefühlsstörungen

Anamnese: Patient, 71 Jahre alt, kommt in die Praxis wegen seiner Gefühlsstörungen an Armen und Beinen, die seit Jahren zunähmen und inzwischen schier unerträglich seien. Kribbelparästhesien und Schmerzen quälten ihn Tag und Nacht. Außerdem leide er seit einigen Monaten unter schier unerträglichen Kopfschmerzen. Der Neurologe habe eine Migräne diagnostiziert, alle bislang eingenommenen Medikamenten hätten jedoch keine Besserung gebracht. Beruflich arbeitete der Patient mehrere Jahrzehnte als Schweißer, wobei er hier viel mit Lösungsmitteln zu tun hatte, insbesondere Benzole.

Aurachirurgie: Es finden sich mehrere karmische Belastungen, insbesondere das karmische Muster des Sklavenjochs, das entsprechend aurachirurgisch entfernt wird.

In der NLS-Analyse zeigen sich die Schäden, die der Umgang mit den Lösungsmitteln über die Jahre gebracht hat:

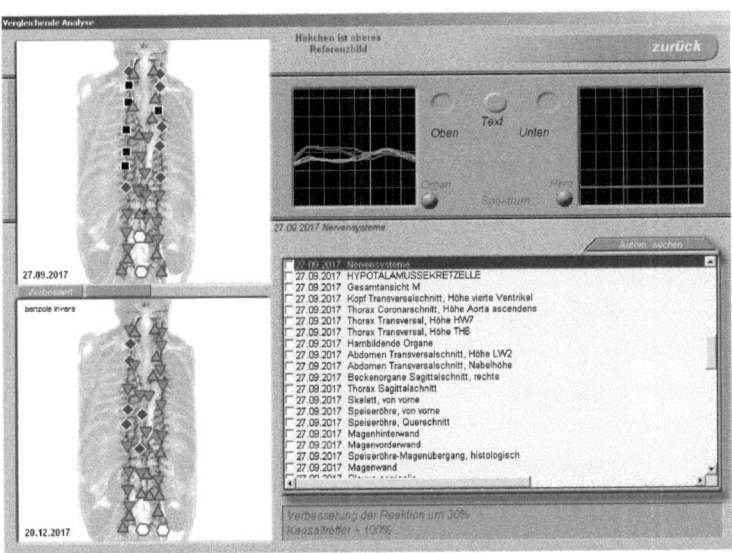

Abb. 22: Das Nervensystem zeigt eine schwere energetische Störung mit zahlreichen schwarzen und braunen Markierungen, bei Invertierung von Benzolen kommt es zu einer Verbesserung um 30%, die Kausalitätstrefferquote liegt bei 100%.

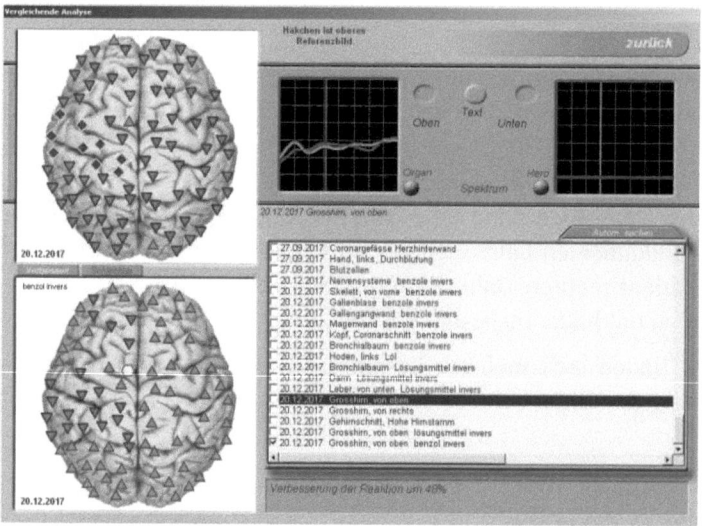

Abb. 23: *Energetische Belastung am Großhirn, bei Invertierung von Benzolen Verbesserung des energetischen Befundes um 48%. Eine Studie aus Boston unterstreicht diesen Effekt: Die intensive berufliche Exposition mit Lösungsmitteln hat bei Angestellten französischer Energiekonzerne kognitive Defizite hinterlassen, die in einer Studie in Neurology (2014; 82: 1716-1723) noch Jahre nach der Pensionierung nachweisbar waren.*

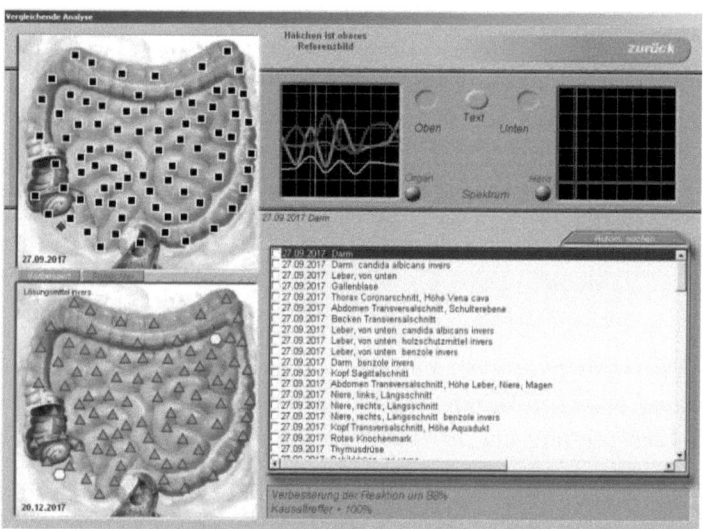

Abb. 24: *Schwere energetische Störung im gesamten Darm, bedingt durch die Lösungsmittel, bei Invertierung Verbesserung des Befundes um 88%.*

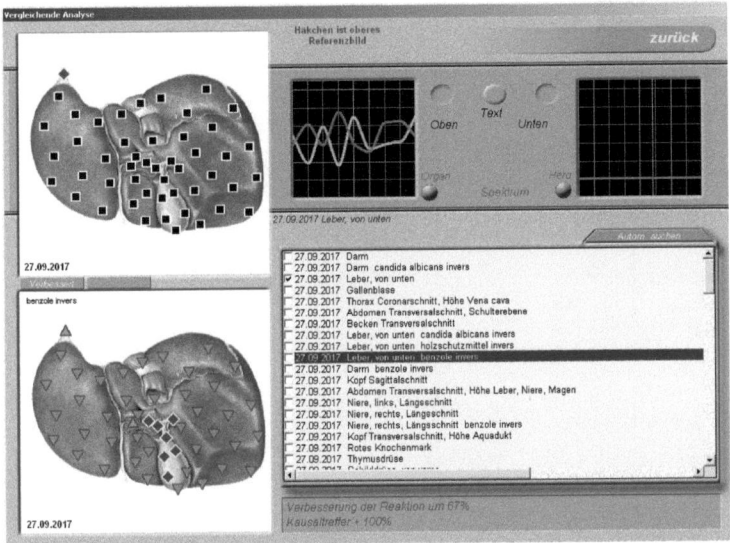

Abb. 25: *Schwere energetische Störung der Leber, bei Invertierung von Benzol Verbesserung des Befundes um 67%.*

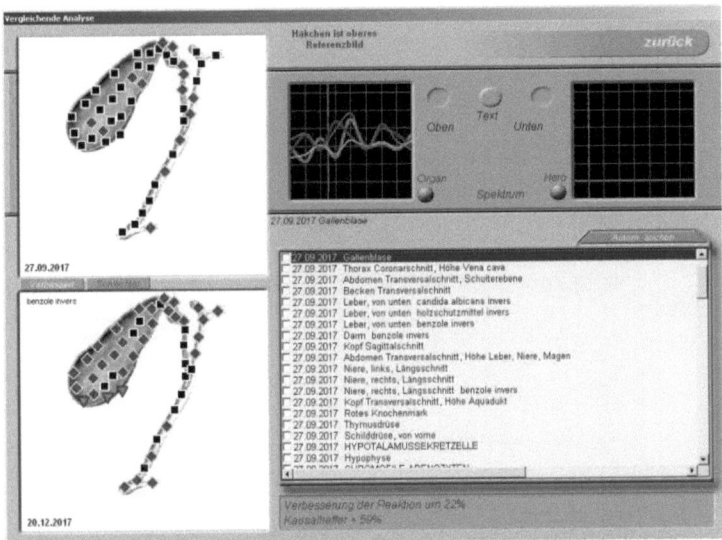

Abb. 26: *Schwere energetische Störung der Gallenblase, bei Invertierung von Benzol Verbesserung des Befundes um 22%.*

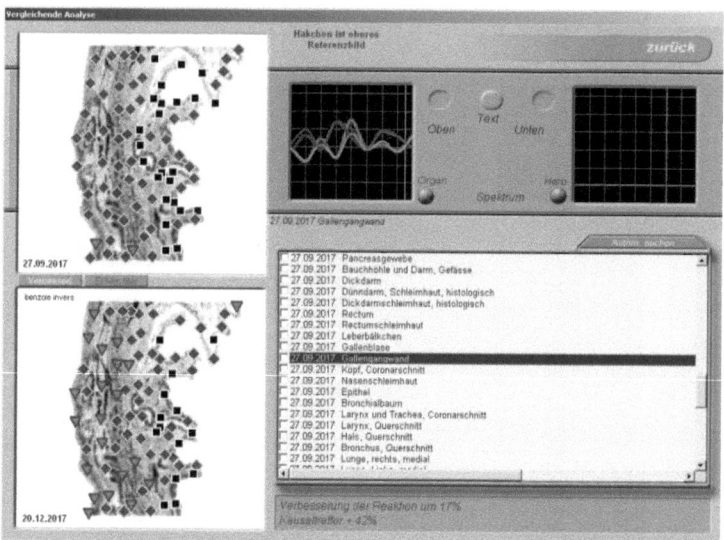

Abb. 27: *Schwere energetische Störung der Gallenblasenwand in der histologischen Untersuchung, bei Invertierung von Benzol Verbesserung des energetischen Befundes um 17%.*

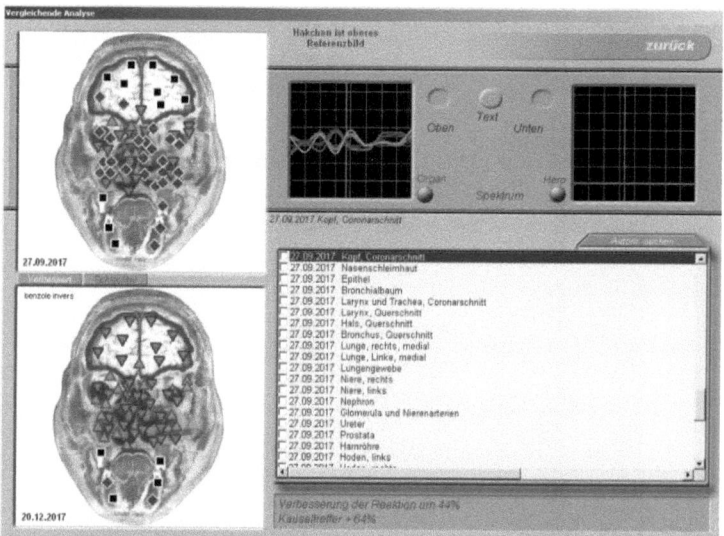

Abb. 28: *Schwere energetische Störung der Zähne, der Nebenhöhlen und des Gehirns, bei Invertierung von Benzol Verbesserung des energetischen Befundes um 64% im Bereich der Nebenhöhlen und des Gehirns, die Zähne bleiben energetisch unverändert.*

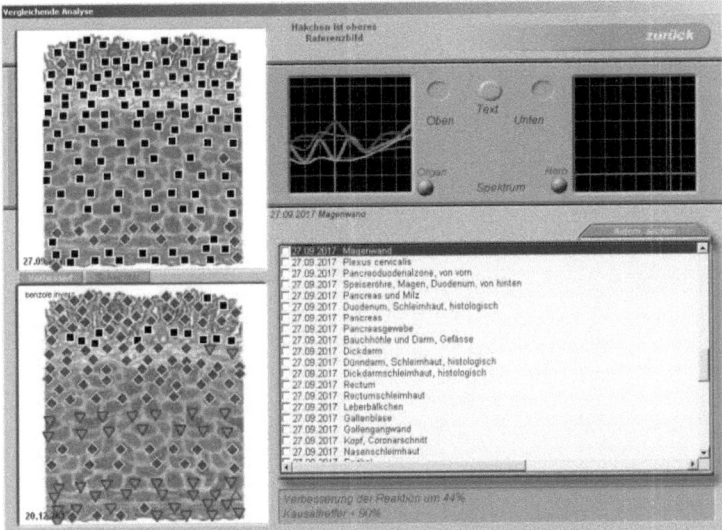

Abb. 29: *Schwere energetische Störung der Magenwand histologisch, bei Invertierung von Benzol Verbesserung des energetischen Befundes um 44%.*

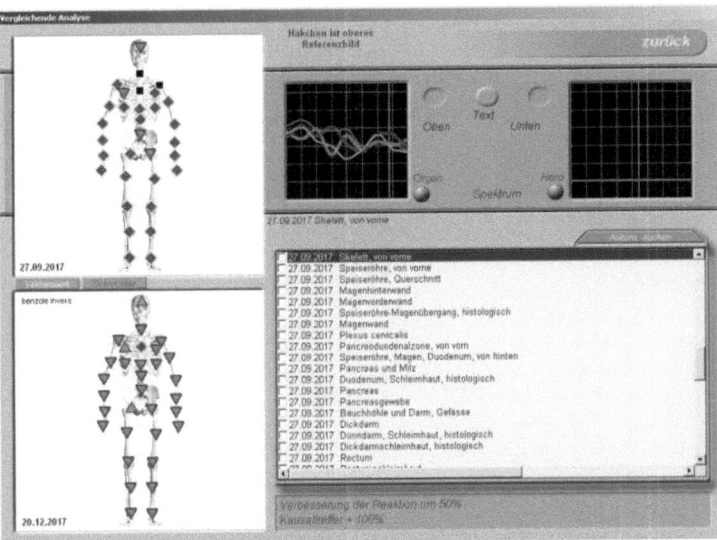

Abb. 30: *Schwere energetische Störung des Skeletts, bei Invertierung von Benzol Verbesserung des energetischen Befundes um 50%.*

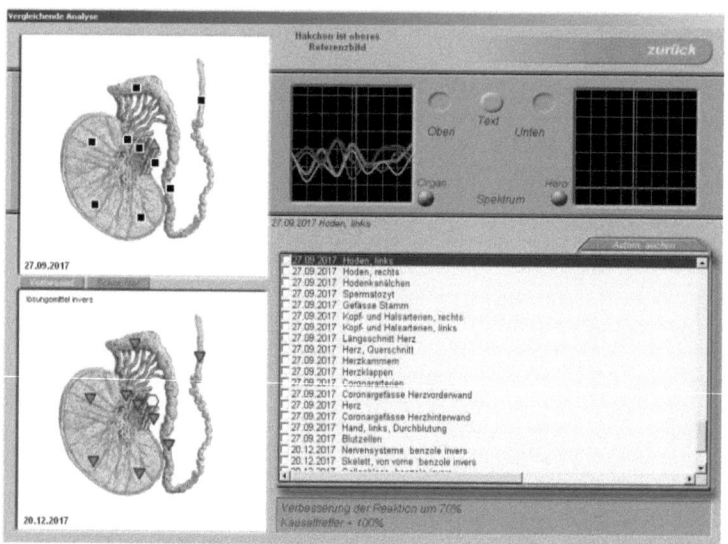

Abb. 31: *Schwere energetische Störung des linken Hodens, bei Invertierung von Lösungsmitteln Verbesserung des energetischen Befundes um 70%.*

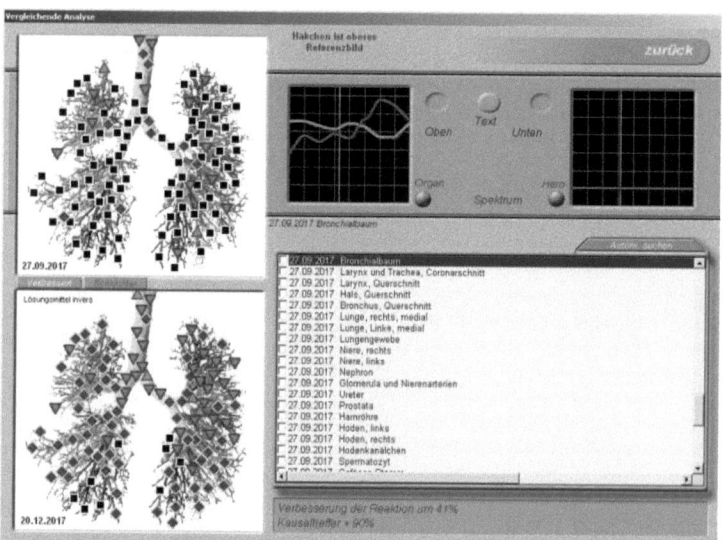

Abb. 32: *Schwere energetische Störung des Bronchialbaums, bei Invertierung von Lösungsmitteln Verbesserung des energetischen Befundes um 41%.*

Bewertung: In industriell verwendeten Lösungsmitteln sind häufig Chlorkohlenwasserstoffe nachweisbar, davon circa ein Viertel mit Benzol oder Lösungsmittel auf Petroleumbasis. Benzol wird bei der Herstellung von Plastik, Gummi, Farben, Reinigungsmitteln und anderen synthetischen Materialien verwendet. Lösungsmittel sind durch ihre Lipophilie (Fettlöslichkeit) gekennzeichnet, d.h. sie verteilen sich besonders gut in fetthaltigen Geweben und bleiben dort gespeichert. Entsprechend sind es gerade die fetthaltigen Gewebsstrukturen des Nervensystems, wo sich Lösungsmittel festsetzen und organische Schäden verursachen. So auch in diesem Fall: Der Patient leidet unter Parästhesien (Gefühlsstörungen mit Kribbelgefühl), bedingt durch die toxischen Effekte der früher verwendeten Lösungsmittel und Benzole. Neben den Gefühlsstörungen zeigen sich in der Untersuchung noch motorische Paresen, die im Gespräch vom Patienten zunächst so gar nicht thematisiert werden. Bei motorischen Paresen finden sich durch Schädigungen des ZNS Zentralnervensystem) und PNS (peripheres Nervensystem) in der neurologischen Untersuchung typischerweise eine Mischung aus spastischen und schlaffen Paresen: Die motorisch Bahn besteht aus zwei Neuronen. Ist das 1. Neuron (ZNS) geschädigt, so kommt es zu einer spastischen Parese mit einer Muskeltonuserhöhung und verstärkten Muskeleigenreflexen. Ist das 2. Neuron (PNS) geschädigt, so kommt es zu einer schlaffen Parese mit einer Muskeltonusminderung und abgeschwächten oder gar erloschenen Muskeleigenreflexen. Zusätzlich leidet der Patient unter einer Migräne durch Störung des Leber- und Gallenblasenmeridians. Die Organe zeigen in der NLS-Analyse eine schwere energetische Störung. Bei Druck auf die entsprechenden Triggerpunkte (Akupunkturpunkte Gallenblase 20 am Hinterkopf direkt unterhalb des Schädels in der lateralen Vertiefung, Gallenblase 21 auf dem höchsten Punkt des M. trapezius, Gallenblase 31 an der Außenseite des Oberschenkels in der Mitte zwischen Hüfte und Kniegelenk, Leber 3 zwischen 1. und 2. Metatarsalknochen am Fuß) schreit der Patient vor Schmerz regelrecht auf, was als klinisches Zeichen für die schwere energetische Störung in diesen Meridianen gewertet werden kann. Bemerkenswert ist, dass sich die Lösungsmittel letztlich mehr oder weniger in fast allen Organstrukturen finden und dort zu schweren energetischen Störungen führen.

Die Behandlung gestaltet sich schwierig, zumal die organischen Schädigungen durch die Lösungsmittel bereits weit fortgeschritten sind. Die Migräneattacken lassen sich in der Folge am besten durch tägliche Akupressurbehandlungen am Akupunkturpunkt Leber 3 behandeln, was der Patient in Eigenregie durchführen kann. Entscheidend ist, dass die Behandlungen tatsächlich täglich und somit prophylaktisch erfolgen. Die Polyneuropathie wird durch eine aurachirurgische Ausleitungstherapie in Kombination mit einer Darmsanierung behandelt.

Atemstörung

Anamnese: Patientin, 73 Jahre alt, kommt in die Praxis wegen ihrer Atemstörung. Seit Jahrzehnten leidet sie unter einem Asthma bronchiale, das sie mit Asthmasprays soweit immer ganz gut im Griff hatte. Infolge einer EKG-Auffälligkeit (ST-Streckensenkung) während eines stationären Aufenthalts im Krankenhaus wird eine Herzkatheter-Untersuchung durchgeführt, in der die Diagnose eines Lungenhochdrucks[6] gestellt wird. Lungenhochdruck ist eine typische Spätkomplikation bei jahrelang bestehendem Asthma bronchiale in Kombination mit einer antiasthmatischen Medikation. Die Patientin erhält daraufhin eine Therapie mit Sildenafil[7] und Iloprost[8]. Die Therapiekosten liegen nach Angabe der Patientin bei 11.000 € pro Quartal, worüber sie sich sehr erregen muss, zumal das alles ohne Nachfrage erstattet wird, während eine Rechnung vom Heilpraktiker in Höhe von 35 € von der Krankenkasse nachgefragt wird. Drei Monate später erleidet die Patientin einen Herzinfarkt, was als typische Nebenwirkung von Sildenafil bei bestehender KHK (Koronare Herzkrankheit) bekannt ist. Nach überstandenem Herzinfarkt beträgt die Herzleistung aktuell noch 35%. Inzwischen nimmt sie keine Medikamente mehr.

Aurachirurgie: Es finden sich mehrere karmische Muster, die der Reihe nach erfolgreich aurachirurgisch aufgelöst werden.

---

[6] Lungenhochdruck oder pulmonale Hypertonie (PH) dient als Überbegriff für Krankheitsbilder, denen gemeinsam ist, dass der Blutdruck im Lungenkreislauf chronisch erhöht ist. Beim Gesunden bleibt der Druck in der Lungenarterie unterhalb eines Wertes von 20 mm Hg. Definitionsgemäß spricht man ab einem pulmonal-arteriellen Druck von 25 mm Hg von pulmonaler Hypertonie. Der Zwischenbereich (20 – 24 mm Hg) ist ein "Graubereich", für den es bislang keine ausreichende Definition gibt. Bei dem für die Betroffenen im fortgeschrittenen Stadium lebensbedrohlichen Zustand ist die Sauerstoffversorgung des Körpers herabgesetzt und dadurch die Leistungsfähigkeit drastisch eingeschränkt. Der Widerstand in den Lungengefäßen und der dadurch veränderte Blutstrom – zusammen mit dem Vorhandensein von Blutbotenstoffen und Wachstumsfaktoren in den Blutgefäßen – führt auf Dauer zu einem starken Wachstum der Lungengefäße und des Herzmuskels. Der Herzmuskel wird dadurch immer weniger elastisch und kann die notwendige Blutmenge nicht mehr transportieren. Typischerweise sind die Blutgefäße verengt und die Gefäßwände verdickt.

[7] Seit Januar 2006 ist der als VIAGRA bei erektiler Dysfunktion gebräuchliche Phosphodiesterasehemmer Sildenafil als REVATIO zur Behandlung der primären und sekundären pulmonalen Hypertonie (WHO-Klasse* III) auf dem Markt.

[8] Iloprost (VENTAVIS), ein Prostazyklin-Analogon, das bis zu neunmal täglich inhaliert werden muss.

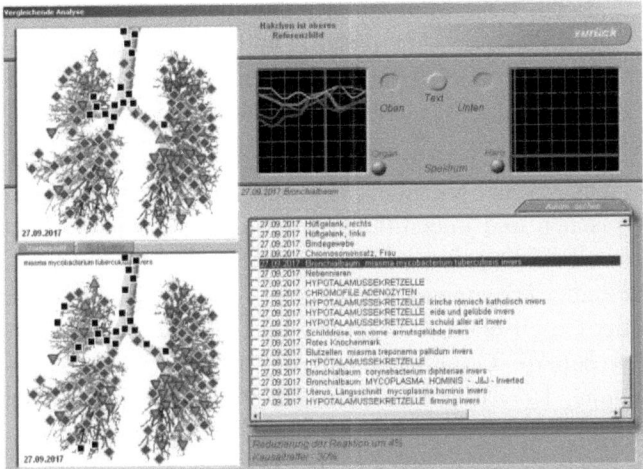

Abb. 33: *Schwere energetische Störung des Bronchialbaums, bei Invertierung von Mycobacterium tuberculosis, der üblichen Standardabfrage in der NLS-Analyse, verschlechtert sich das energetische Ergebnis, d.h. es handelt sich nicht um eine informatorische Belastung durch Tbc.*

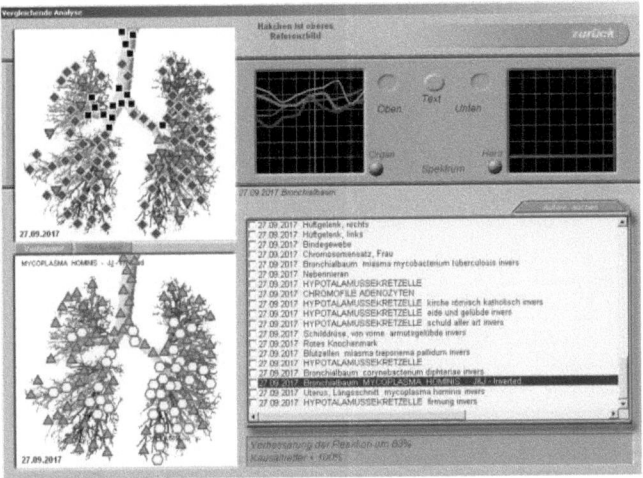

Abb. 34: *Bei Invertierung von Mycoplasma hominis kommt es zu einer Verbesserung des energetischen Befundes um 87%. Offensichtlich besteht eine sehr schwere energetische Belastung durch eine Mykoplasmenpneumonie, die die Patientin früher einmal durchgemacht hat und die für die jahrzehntelange Asthma-symptomatik und letztlich konsekutiv auch für den Lungenhochdruck verantwortlich zu machen ist.*

Mykoplasma pneumoniae ist ein Bakterium aus der Familie der Mycoplasmataceae und verursacht Entzündungen der Atemwege. Die Übertragung von Mycoplasma pneumoniae erfolgt aerogen, also über Tröpfcheninfektion. Epidemiologisch gesehen besteht eine hohe Durchseuchung der Gesellschaft, da der Erreger auch hoch kontagiös ist.

Das Bakterium führt meistens zu einer leichten Tracheobronchitis oder vor allem bei Kindern zu einer atypischen und interstitiellen Pneumonie. Normalerweise zeichnet sich jedoch eine Infektion nur durch leichte Halsschmerzen aus, weswegen es auch oft zu keiner Diagnosestellung kommt. Dies erklärt auch die hohe Durchseuchung in der Gesellschaft. Extrapulmonale Manifestationen können sich folgendermaßen äußern: Otitis media, Ausschlag, Erythema multiforme, hämolytische Anämie, Herzrhythmusstörungen, Pankreatitis, Hepatitis, Arthritis, ZNS-Erkrankungen: Meningitis, Polyradikulitis, Myelitis.

Befragt nach solch einer Erkrankung gibt die Patientin an, in ihrer Jugend eine schwere Lungenentzündung gehabt zu haben, mit eigenartigen Hautausschlägen und einer schweren Mittelohrentzündung. Sie habe Monate gebraucht, um sich davon zu erholen. Damals seien dann, soweit sie sich da noch erinnern könne, auch die Asthmaanfälle losgegangen.

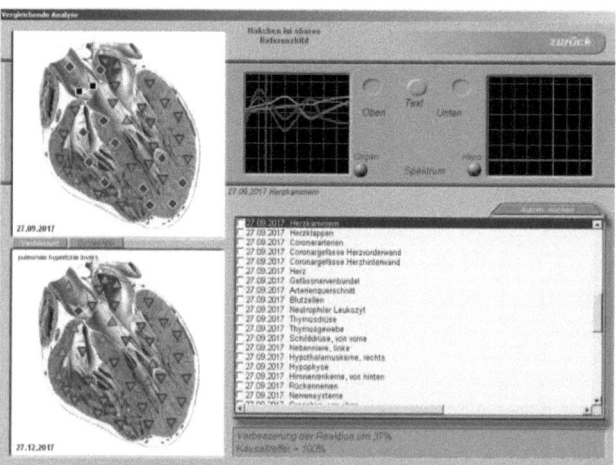

Abb. 35: Sekundäre Schädigung des Herzmuskels durch die pulmonale Hypertonie, bei Invertierung Verbesserung des energetischen Befundes um 37%. Interessanterweise zeigt sich die Belastung insbesondere am rechten Herzen, das bei pulmonaler Hypertonie typischerweise besonders belastet ist.

Drei Monate nach aurachirurgischer Therapie werden die NLS-Analysen wiederholt, der Patientin geht es zu diesem Zeitpunkt gut.

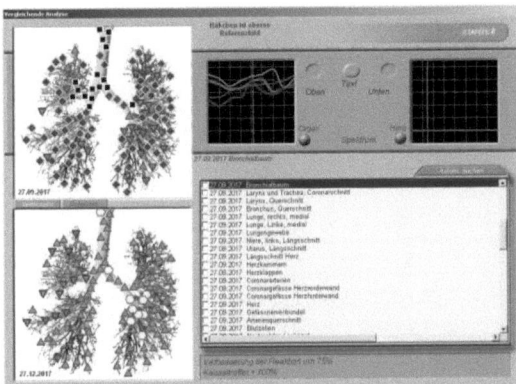

Abb. 36: *Bronchien: Verbesserung des energetischen Befundes um 75%.*

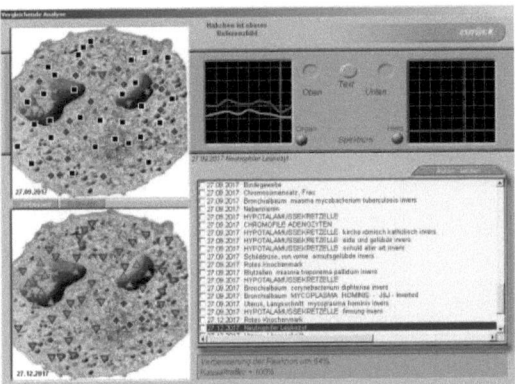

Abb. 37: *Leukozyten: Verbesserung des energetischen Befundes um 75%.*

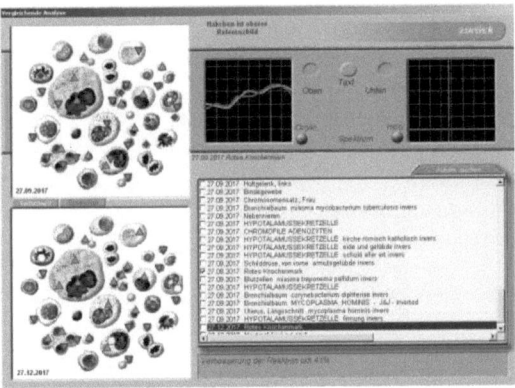

Abb. 38: *Rotes Knochenmark: Verbesserung des energ. Befundes um 41%.*

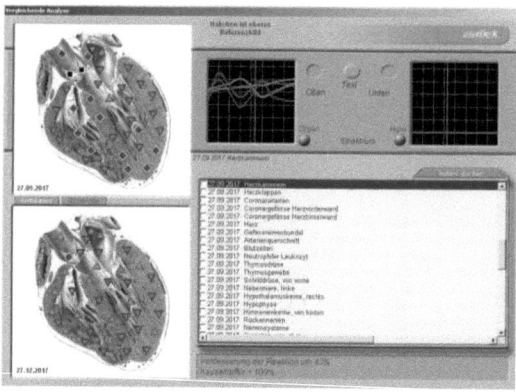

Abb. 39: *Herzkammern: Verbesserung des energetischen Befundes um 43%.*

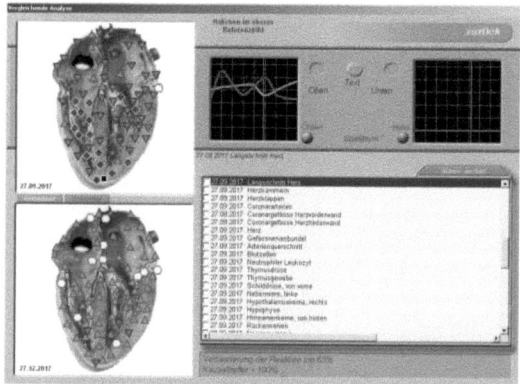

Abb. 40: *Herz Längsschnitt: Verbesserung des energetischen Befundes um 65%.*

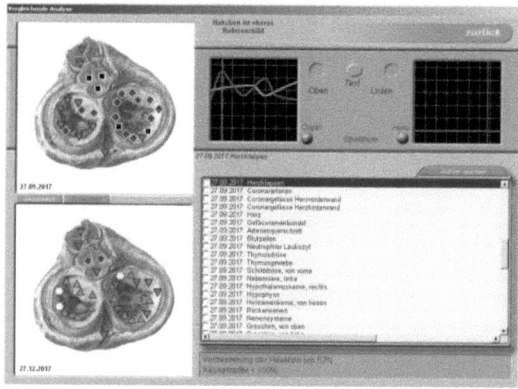

Abb. 41: *Herzklappen: Verbesserung des energetischen Befundes um 62%.*

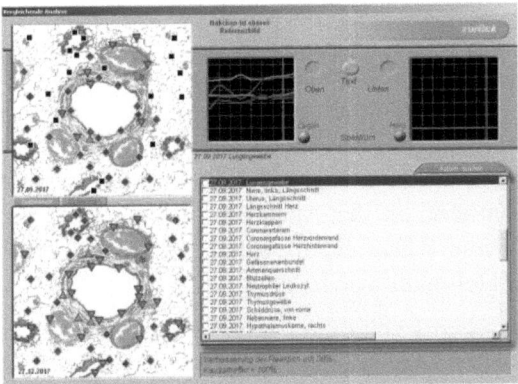

Abb. 42: Lungengewebe: Verbesserung des energetischen Befundes um 38%.

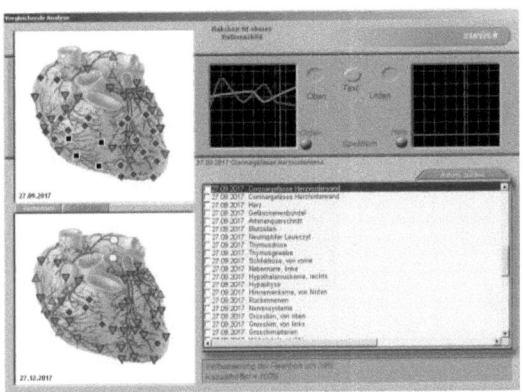

Abb. 43: Coronargefäße: Verbesserung des energetischen Befundes um 39%.

Bewertung: Beeindruckend ist, wie sich eine schlüssige Wirkkette ergibt: Die Mycoplasmen-Pneumonie führt zu einem lebenslangen Asthma bronchiale, das schließlich auch im Zusammenspiel mit den verwendeten Antiasthmatika eine pulmonale Hypertonie nach sich zieht. Die medikamentöse Behandlung der Hypertonie führt zu einem Herzinfarkt, wobei in der NLS-Analyse die rechtscardiale Belastung auffällt, passend zur pulmonalen Hypertonie, da das rechte Herz die Lunge durchblutet und entsprechend stark belastet ist. Nach Auflösung des informatorischen Musters von Mycoplasma pneumoniae verbessert sich der energetische Befund in der NLS-Analyse in vielen Organstrukturen, aber auch das klinische Befinden des Patienten. Die Coronarreserve nimmt zu, da die Rechtsherzbelastung nicht mehr so ausgeprägt ist. Einer erneuten Herzkatheteruntersuchung will sich die Patientin nicht aussetzen, entsprechend bleibt unbekannt, ob sich der Lungenhochdruck durch die Ausleitungsbehandlung verringert hat.

Schluckbeschwerden

Anamnese: Patient, 34 Jahre alt, klagt über Schluckbeschwerden seit seinem 18. Lebensjahr. Damals habe er einen Motorradunfall erlitten, bei dem er schwer verletzt wurde. Eine Ursache für die Schluckbeschwerden habe man nicht finden können, alle HNO-Untersuchungen seien ohne Ergebnis geblieben. Man habe ihm sogar die Mandeln operativ entfernt, in der Annahme, die Beschwerden könnten daher rühren. Nach der Operation war es tatsächlich kurzzeitig besser, wurde aber dann mit umso größerer Heftigkeit wieder aktiv.

Aurachirurgie: In der aurachirurgischen Exploration zeigt sich eine deutliche Resonanz beim Zug an einem virtuellen Magenschlauch im Bereich der Mundöffnung. Die Sonde scheint noch in der Speiseröhre steckt und ursächlich für Schluckbeschwerden ist. Auf die Frage, ob der Magenschlauch locker oder fest sitzt, antwortet der Patient, dass sein Eindruck sei, dass dieser nicht so leicht zu ziehen wäre.

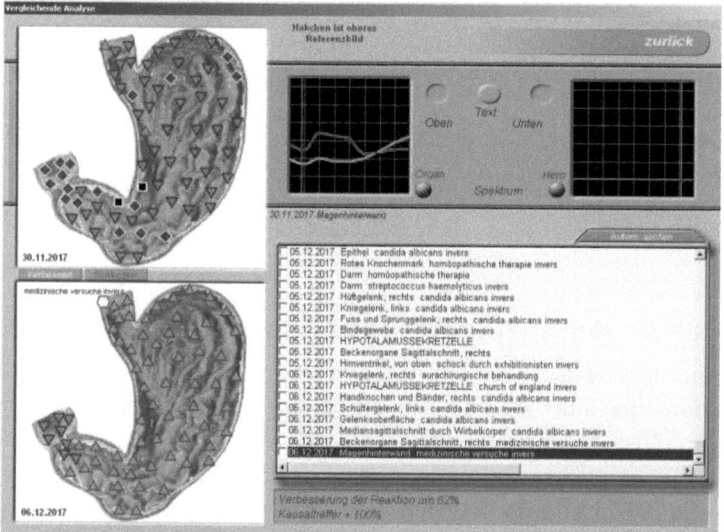

Abb. 44: *An der Magenhinterwand zeigt sich eine energetische Schwäche am Übergang von Ösophagus zum Magen. Bei Invertierung von Medizinischen Versuchen aus früherem Leben bessert sich der Befund um 62%, die Dreiecke nach unten sowie die braunen Rauten im Bereich des Mageneingangs sind allesamt durch orange gefärbte Dreiecke nach oben oder gar eine gelbe Markierung ersetzt.*

Der Aurachirurg schlägt daraufhin den Anatomieatlas auf, blättert auf die Seite mit einer Magendarstellung, legt den Atlas auf den Schoß des Patienten, den dieser mit beiden Händen umgreift. Der Arzt prüft den Mageneingang am Übergang von Speiseröhre zu Magen mit der chirurgischen Sonde, indem er Druck auf die abgebildete Schleimhaut von Speiseröhre und Mageneingang ausübt. Der Patient beschreibt, wie er den Druck dort spürt. Durch das virtuelle Zurückbiegen von aufgespleissten Anteil am Ende der Magensonde mit Hilfe einer Pinzette und/oder durch Aufschneiden von etwaigen Ballons zur Blockierung der Sonde (siehe z.B. Sengstaken-Blakemore-Sonde) mit Hilfe eines Skalpells wird die Resonanz beim Patienten geringer. Er gibt, bei erneutem Zug an der Magensonde bei geöffnetem Mund zu spüren, dass diese nun deutlich lockerer sitzt. Schließlich entfernt der Aurachirurg die Magensonde durch einen beherzten Zug bei rekliniertem Kopf des Patienten. Bei erneuter Prüfung ist die Resonanz verschwunden und die Behandlung somit abgeschlossen.

Bewertung: Nach mehrmaligem Ziehen des Magenschlauchs sind die Beschwerden vollständig verschwunden. Der Patient kann es kaum fassen, schluckt immer wieder, um zu prüfen, ob der Druck beim Schlucken tatsächlich verschwunden ist. Interessant an diesem Fall ist, dass die Beschwerden erst im 18. Lebensjahr zum ersten Mal auftraten, und dies im Zusammenhang mit einem Motorradunfall. In der Aurachirurgie erlebt man es immer wieder, dass das Leben verändernde Ereignisse wie z.B. Geburt eines Kindes, Unfälle, Krankheiten etc. manchmal karmische Muster zum Vorschein bringen, die bis dahin immer verdeckt geblieben waren. Insofern ist es immer wichtig nachzufragen, ob mit dem Beginn der Symptomatik ein solches Ereignis erinnerlich ist, welches ursächlich in Frage kommt.

Tödlicher Skiunfall

Anamnese: Diese Casuistik beschreibt den Skiunfall eines 18 Jahre alten Rennfahrers, der bei einem Skitraining in Kanada tödlich verunglückt. In der Abfahrt verliert er bei hoher Geschwindigkeit in der Kurve die Kontrolle über die Ski, stürzt und rast in die Fangnetze, die unglücklicherweise reißen, so dass er gegen einen Baum prallt. Nach einer Rettungsaktion stirbt der Rennfahrer in der Klinik. Der ursprünglich aus Deutschland stammende Gymnasiast verbringt ein Jahr an einer speziellen Skisportschule in Kalifornien, wo künftige Skirennläufer ausgebildet werden. Die Schilderung des Falles geschieht im ehrenden Gedenken an diese Person.

Aurachirurgie: Folgende NLS-Analysen ergeben ein markantes Bild vom physischen und psychischen Zustand des Patienten zum Zeitpunkt des Unfalls. Alle Befunde werden in etwa 10.000 km Entfernung vom Ort des Geschehens einen Tag nach dem Tod des Rennfahrers erhoben.

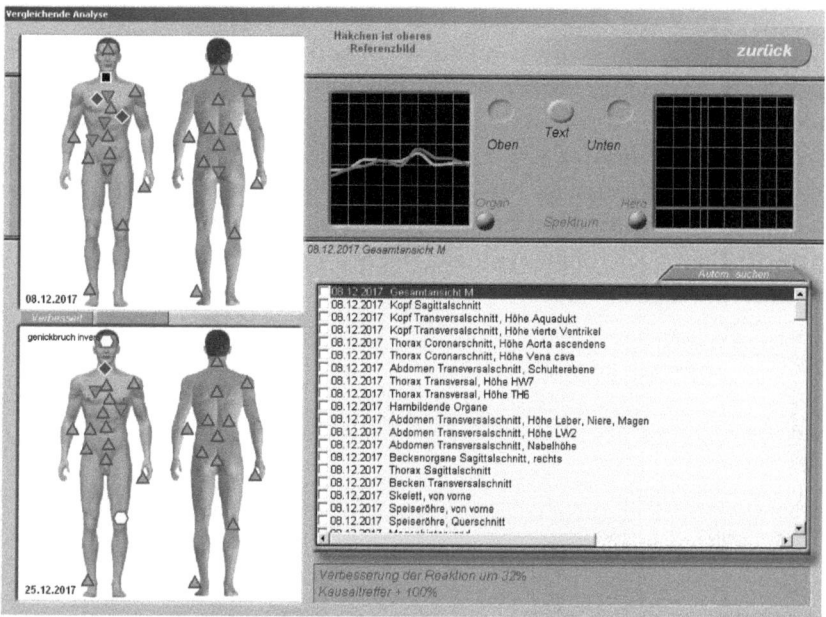

Abb. 45: Am Hals zeigt sich eine schwere energetische Belastung in Form einer schwarzen Markierung, die durch Invertierung von Genickbruch verschwindet. Ganz offensichtlich hat der Rennfahrer ein schweres Halstrauma mit Genickbruch erlitten, die Verbesserung des energetischen Befundes nach Invertierung beträgt 32%.

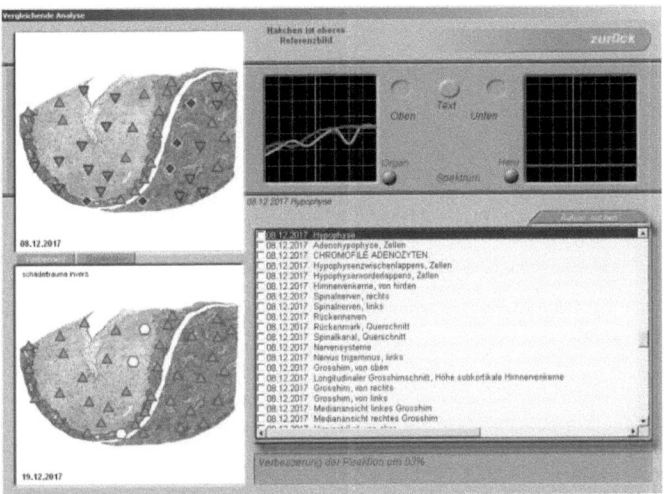

Abb. 46: *Energetische Störung im Bereich der Hypophyse, bei Invertierung von Schädeltraume zeigt sich eine Verbesserung des Befundes um 53%. Die Hypophyse erweist sich bei Traumata als bester Nachweisort in der NLS-Analyse.*

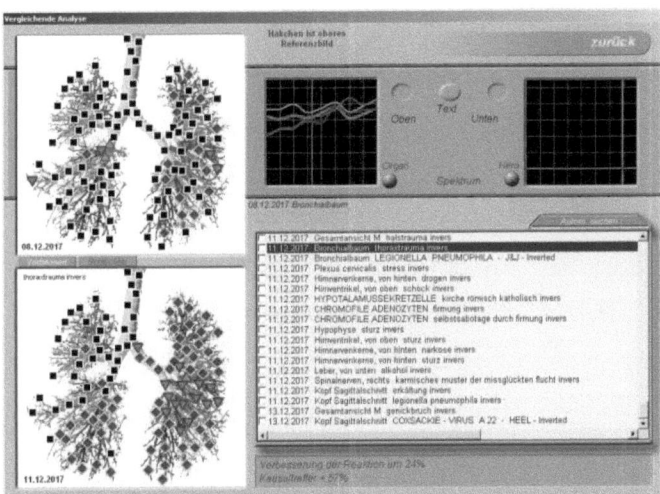

Abb. 47: *Auf dem Bronchialbaum zeigt sich eine schwere energetische Störung, bei Invertierung von Thoraxtrauma kommt es zu einer diskreten Verbesserung um 24%, allerdings nur auf der linken Seite, so dass von einem stumpfen Thoraxtrauma auf der linken Seite ausgegangen werden kann. Allerdings besteht weiterhin eine schwere energetische Störung, so dass nach weiteren Gründen geforscht werden muss.*

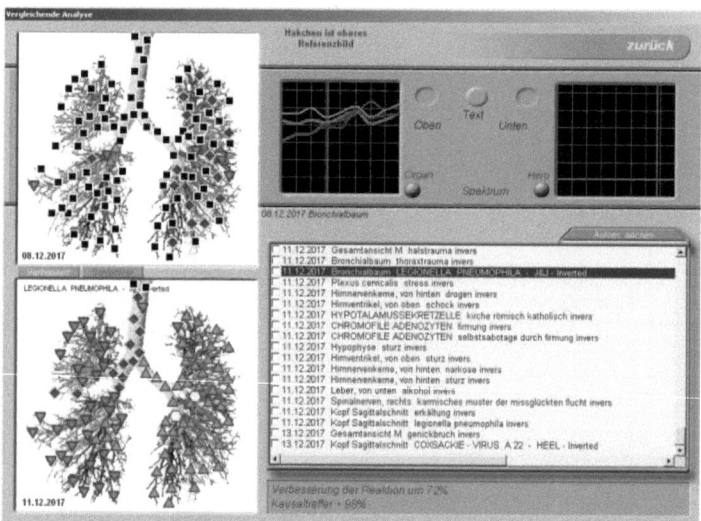

Abb. 48: Bei Invertierung von Legionalla pneumophila zeigt sich eine Verbesserung des energetischen Befundes um 72%. Es ist davon auszugehen, dass der Rennfahrer zum Zeitpunkt des Trainings schwer krank war.

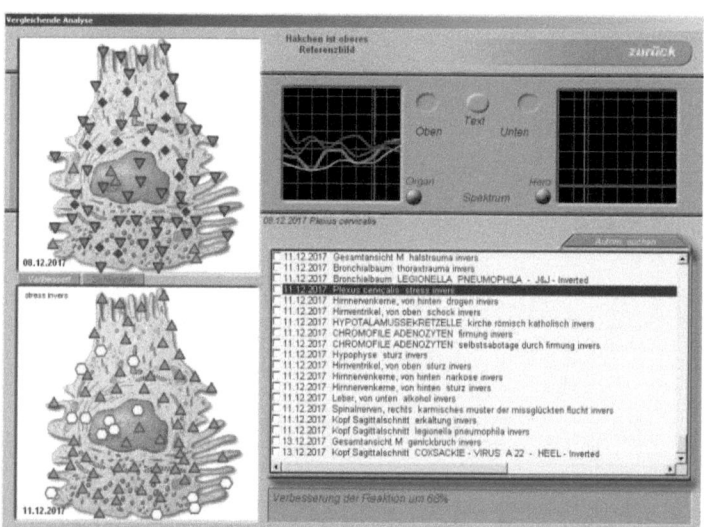

Abb. 49: Am Plexus cervicalis zeigt sich eine schwere energetische Belastung, die sich durch Invertierung von Stress um 68% verbessert. Der Plexus cervicalis repräsentiert das Zentrum für psychovegetative Störungen, was die Belastung des Rennfahrers durch das Skitraining bei zugrunde liegendem bronchopulmonalen Infekt unterstreicht.

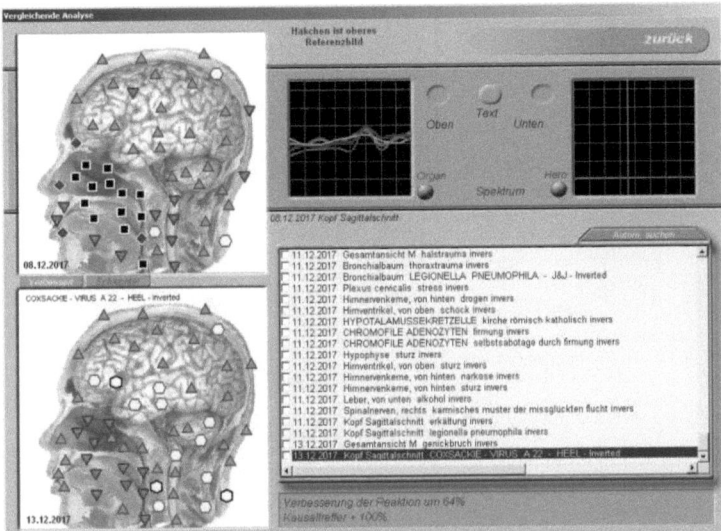

Abb. 50: *In der Mundhöhle zeigt sich eine schwere energetische Belastung, bei Invertierung von Coxsackie-Viren kommt es zu einer Verbesserung des energetischen Befundes um 64%.*

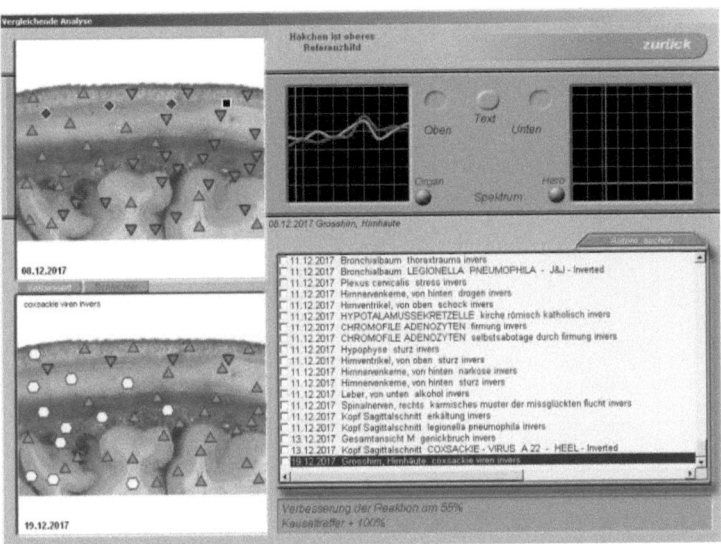

Abb. 51: *An den Hirnhäuten zeigt sich eine energetische Belastung, bei Invertierung von Coxsackie-Viren kommt es zu einer Verbesserung des energetischen Befundes um 55%.*

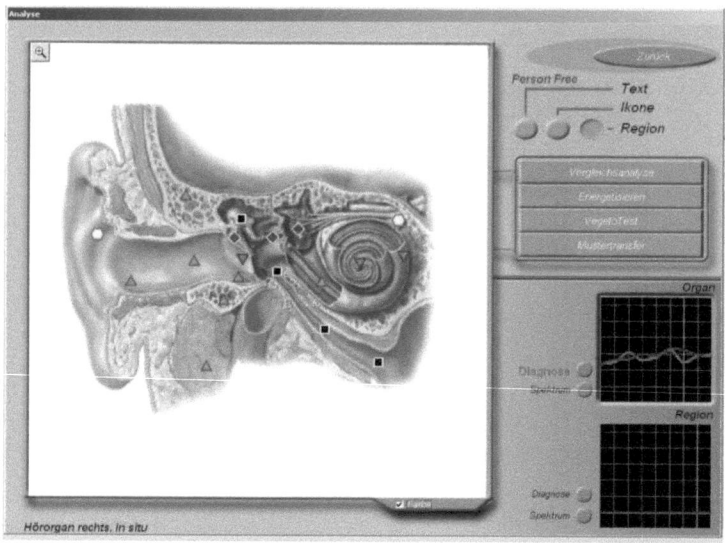

Abb. 52: *Auch das Mittelohr zeigt eine schwere energetische Belastung, verursacht durch den bronchopulmonalen Infekt, der die Tuben verschließt.*

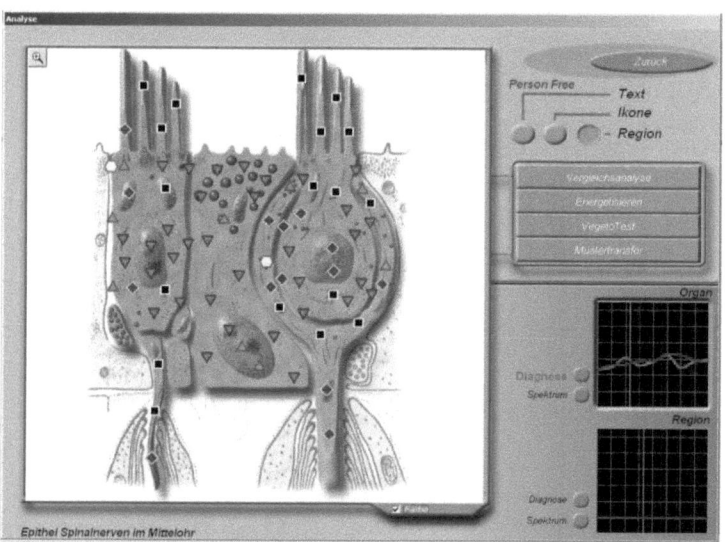

Abb. 53: *Die Epithelien in den Spinalnerven des Mittelohres sind durch den bronchopulmonalen Infekt energetisch maximal belastet, was letztlich dazu führt, dass dem Rennläufer schwindelig wird und er beim Skirennen die Konzentration verliert.*

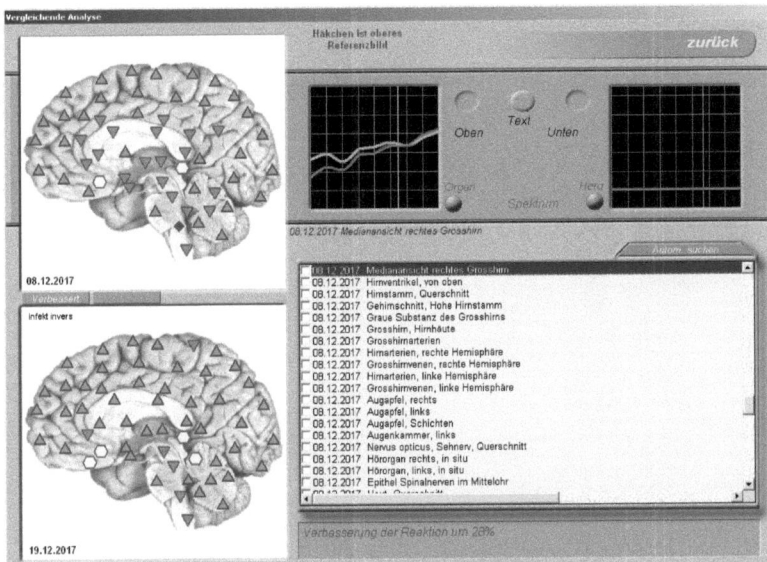

Abb. 54: *Die Störung der Konzentrationsfähigkeit zeigt sich auch am Großhirn, bei Invertierung des zugrundeliegenden Infekts kommt es zu einer Verbesserung des energetischen Befundes um 28%.*

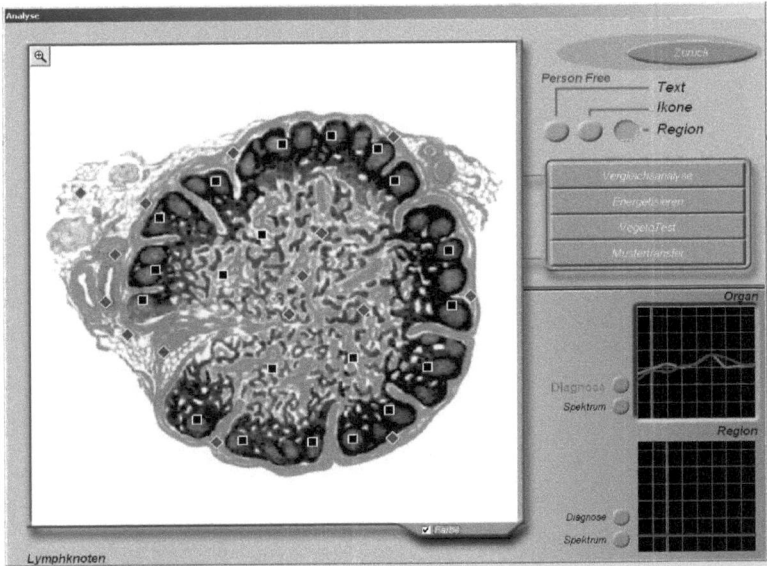

Abb. 55: *Schwere energetische Belastung in den Lymphknoten durch den Infekt.*

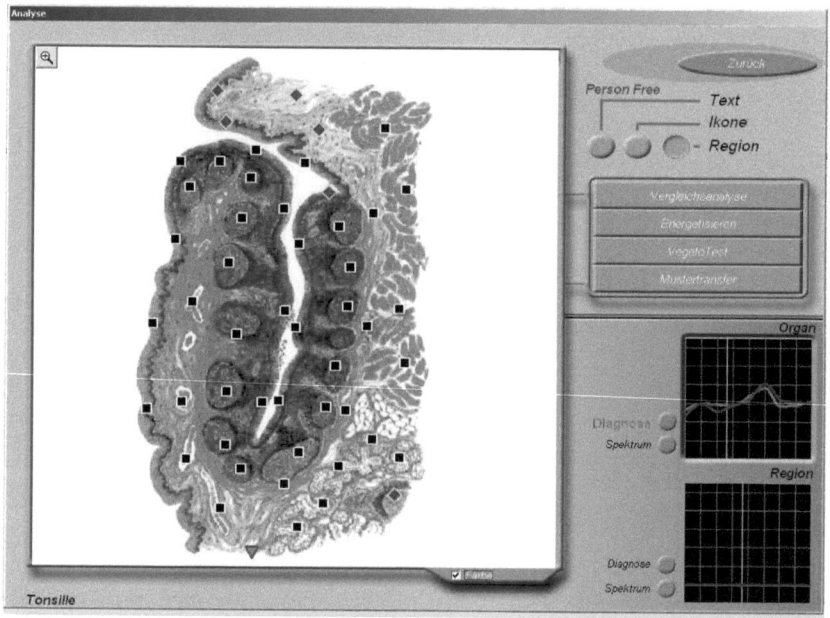

Abb. 56: *Schwere energetische Belastung der Tonsillen durch den Infekt.*

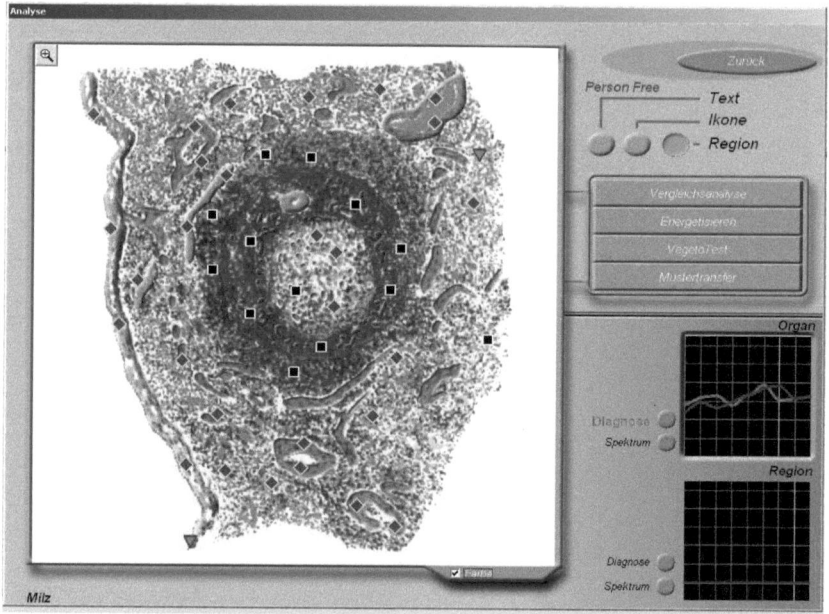

Abb. 57: *Schwere energetische Belastung der Milz durch den Infekt..*

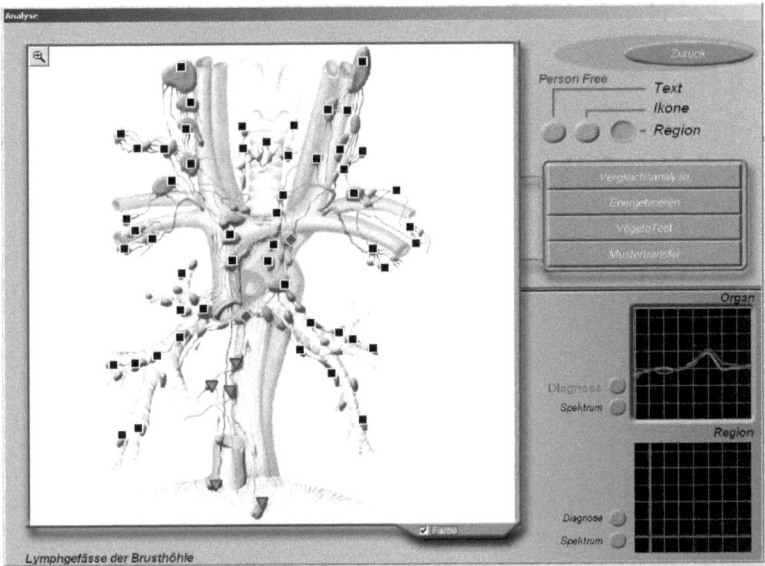

Abb. 58: Schwere energetische Belastung der bronchopulmonalen Lymphknoten durch den Infekt.

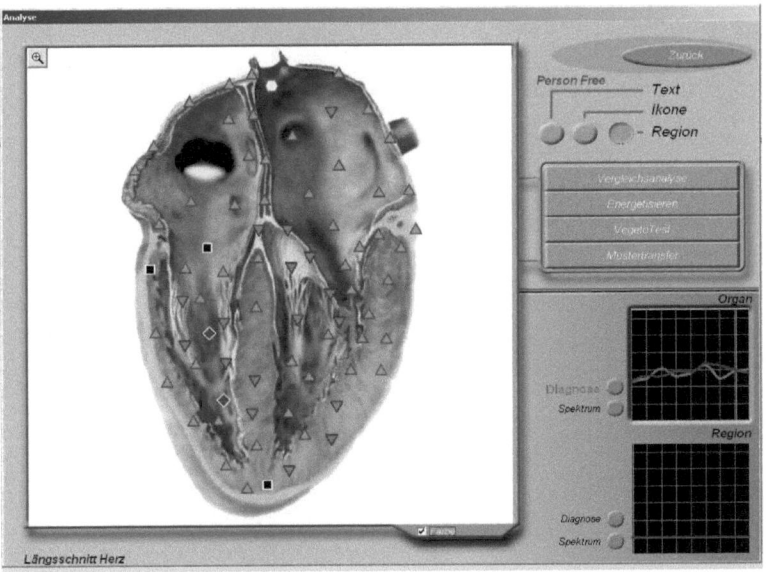

Abb. 59: Selbst das Herz ist im Rahmen der infektiösen Erkrankung energetisch in Mitleidenschaft gezogen.

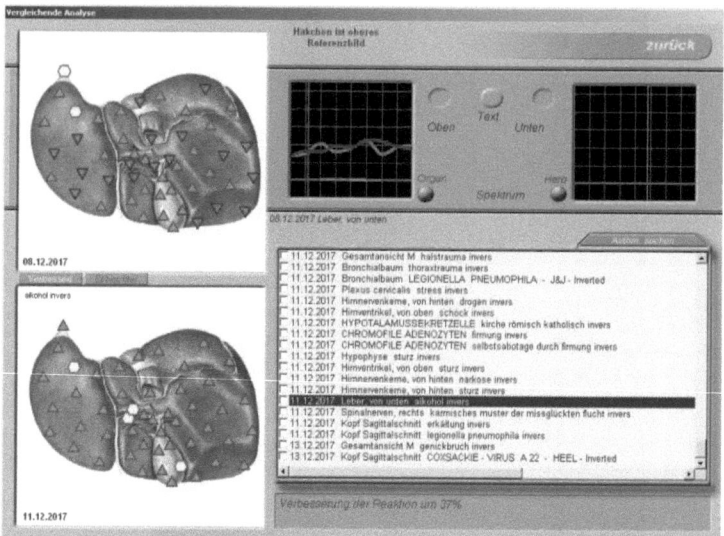

Abb. 60: *Energetische Belastung der Leber, bei Invertierung von Alkohol Verbesserung des energetischen Befundes um 37%. Ganz offensichtlich hat der Rennfahrer Alkohol getrunken, so dass die energetische Belastung feinstofflich sogar auf der Leber zu erkennen ist.*

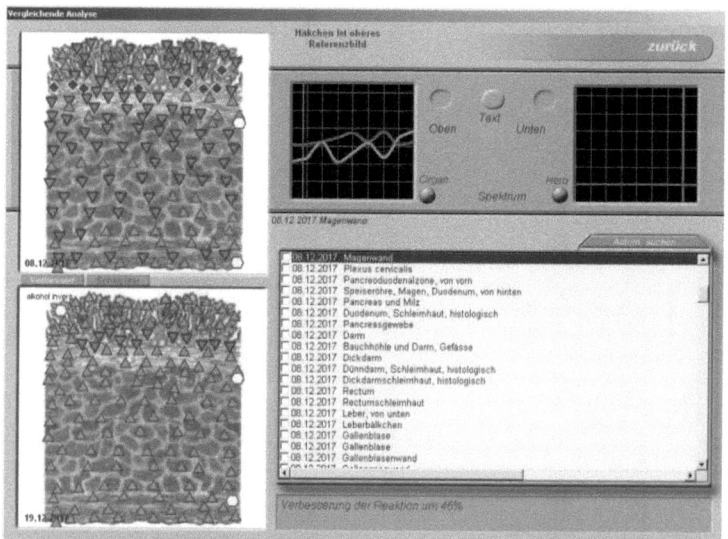

Abb. 61: *Die Magenschleimhaut zeigt ebenfalls eine deutliche Belastung, bei Invertierung von Alkohol kommt es zu einer Verbesserung des energetisches Befundes um 46%.*

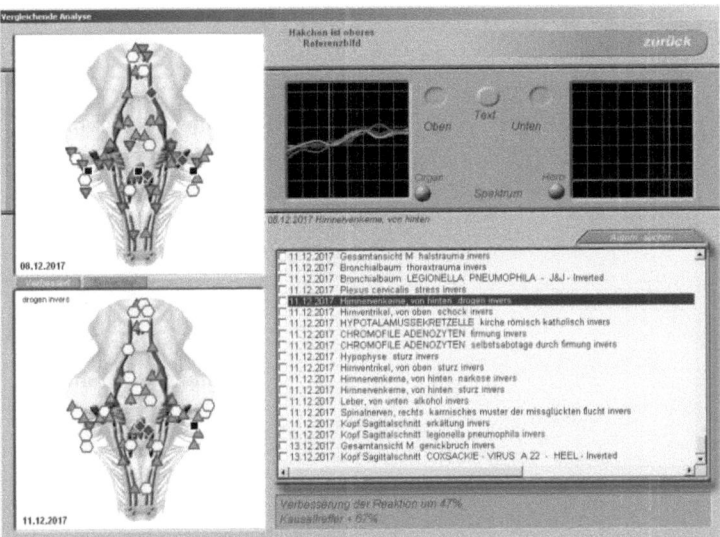

Abb. 62: *Deutliche energetische Belastung im Bereich der Hirnnervenkerne, bei Invertierung von Drogen kommt es zu einer Verbesserung des energetischen Befundes um 47%.*

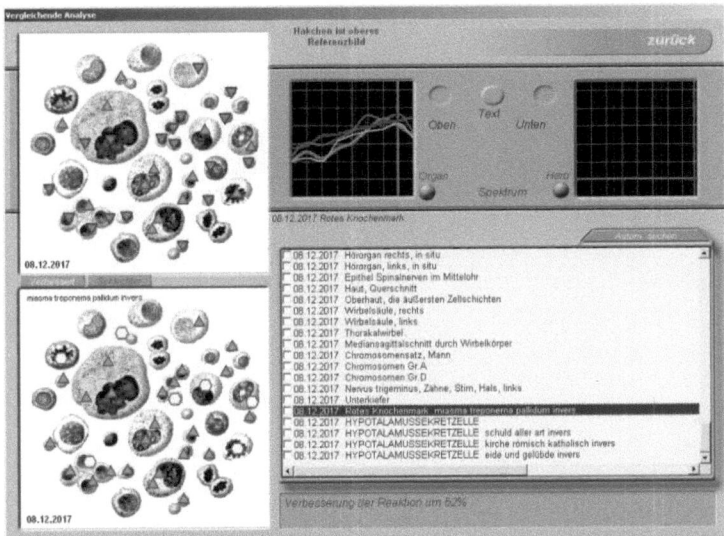

Abb. 63: *Eher diskrete energetische Belastung des Roten Knochenmarks, bei Invertierung von Treponema pallidum kommt es zu einer überraschend starken Verbesserung des energetischen Befundes um 57%. Ganz offensichtlich wirkt ein erhebliches Selbstzerstörungsprogramm im Rennfahrer.*

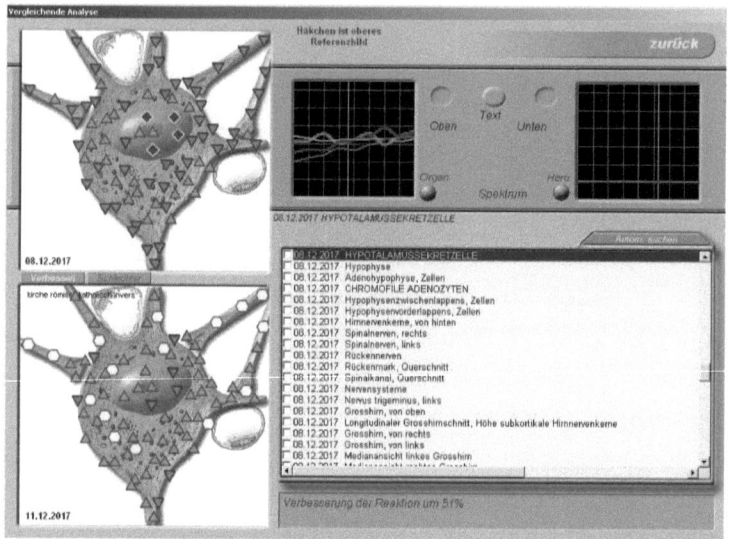

Abb. 64: *In der Hypothalamussekretzelle zeigt sich eine energetische Belastung, bei Invertierung der Römisch Katholischen Kirche kommt es zu einer Verbesserung des energetischen Befundes um 51%.*

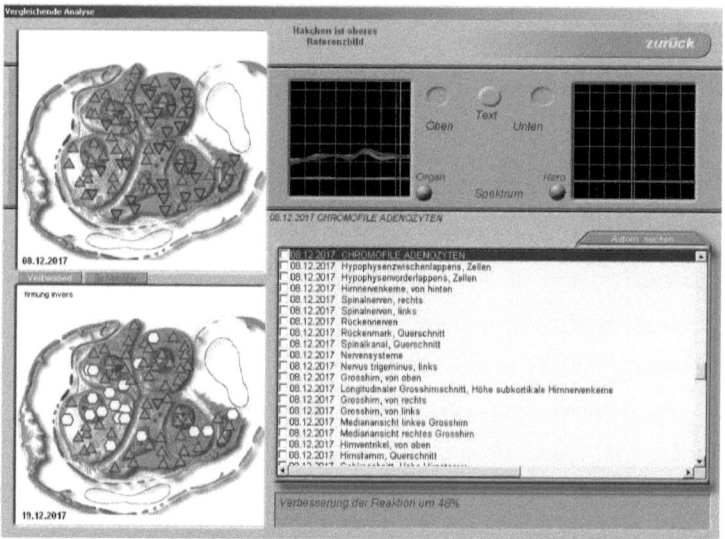

Abb. 65: *In den chromophilen Adenozyten zeigt sich eine energetische Belastung, bei Invertierung der Firmung kommt es zu einer Verbesserung des energetischen Befundes um 48%. Es bestand somit neben dem oben erwähnten Selbstzerstörungsprogramm auch noch ein Sabotageprogramm.*

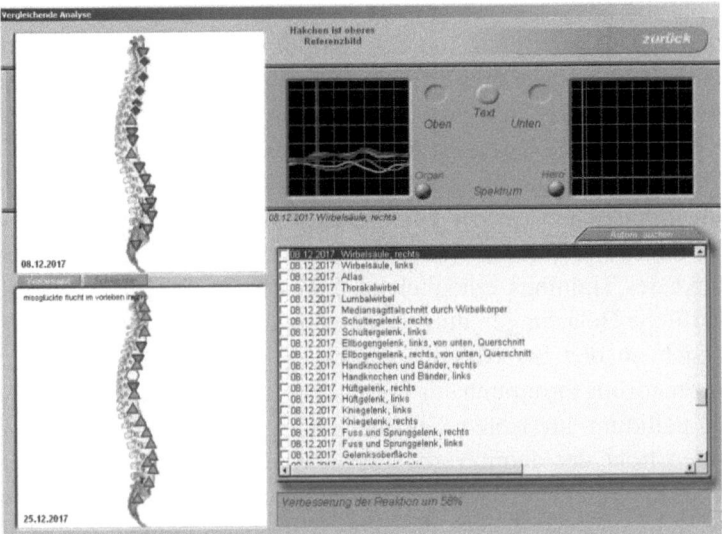

Abb. 66: *Die NLS-Analyse zeigt eine energetische Belastung der Brustwirbel-säule über mehrere Segmente auf der rechten Seite, bei Invertierung von Miss-glückter Flucht im Vorleben kommt es zu einer Verbesserung des energetischen Befundes um 58%.*

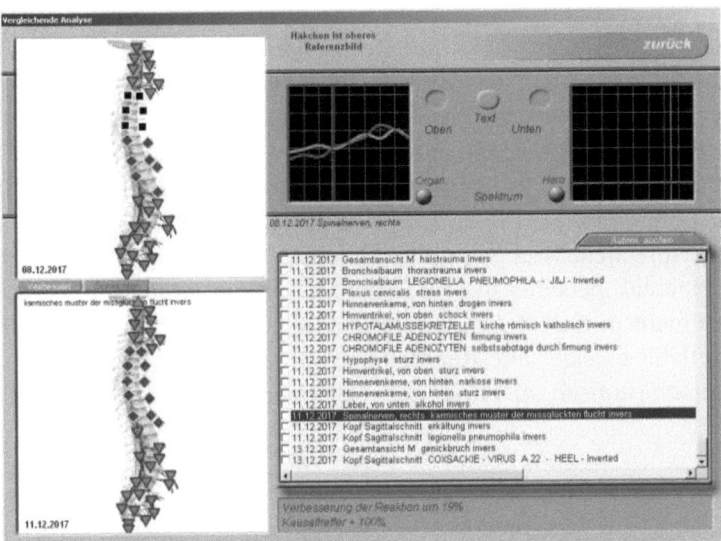

Abb. 67: *Auch die Spinalnerven der rechten Seite zeigen eine deutliche Be-lastung im Bereich der Brustwirbelsäule, bei Invertierung von Missglückter Flucht im Vorleben kommt es zu einer Verbesserung des Befundes um 19%.*

Bewertung: Obwohl die NLS-Analyse in etwa 10.000 km Entfernung vom Ort des Geschehens einen Tag nach dem Tod des Rennfahrers durchgeführt wird, ergibt sich ein klares Bild, das geradezu die Qualität eines rechtsmedizinischen Gutachtens besitzt. Gestorben ist der Patient vermutlich an einem Genickbruch. Zum Zeitpunkt des tödlichen Skitrainings leidet der Rennfahrer unter einem erheblichen bronchopulmonalen Infekt, ist somit schwer krank und hätte keinesfalls starten dürfen. Recherchen bei der Familie ergaben, dass der in der NLS-Analyse erhobene Befund tatsächlich zutrifft: Die Familie bestätigt, dass ihr Sohn zum Zeitpunkt des Trainings erheblich erkältet war. In der NLS-Analyse finden sich feinstoffliche Belastungen durch Drogen und Alkohol, was für einen Skirennfahrer an sich obsolet ist. Allerdings wirkt in dieser Person auch ein erhebliches Selbstzerstörungsprogramm in Form einer energetischen Belastung durch Treponema pallidum im Roten Knochenmark, was den Konsum von Alkohol und Drogen trotz der damit verbundenen Risiken für die sportlichen Ambitionen erklärt. Das Sabotageprogramm auf den chromophilen Adenozyten trägt dazu bei, dass in entscheidenden Situationen die intendierten Vorhaben missglücken. Bemerkenswert ist die energetische Belastung durch das karmische Muster der missglückten Flucht, zumal bei einem Skirennfahrer, bei dem es entscheidend darauf ankommt, eine gute Balance und Kurvenstabilität zu besitzen. Auch wenn der Rennfahrer nachträglich nicht mehr kinesiologisch getestet werden kann, so deuten die Befunde der NLS-Analyse eindeutig in diese Richtung. Besteht eine Fallneigung zu einer Seite auf Grund des karmischen Musters der missglückten Flucht, so ist der Rennfahrer nicht zentral ausbalanciert und neigt zu Stürzen. Auch das Kurvenfahrverhalten wird dadurch eingeschränkt, da der Fahrer unbewusst die Ski nicht sauber parallel hält, sondern beim Umfahren der Stange auf der schwächeren Seite den Außenski zur Sicherheit leicht ausgrätscht, gleichzeitig damit aber Stabilität und Geschwindigkeit verliert. Alle Top-Rennfahrer verfügen über eine vollständig parallele Skiführung bzw. sind entsprechend frei vom karmischen Muster der missglückten Flucht. Im Umkehrschluß bedeutet dies: Rennfahrer, die das karmische Muster der missglückten Flucht in sich tragen, erreichen nie die Spitzenplatzierungen. Entsprechend empfiehlt es sich, alle Rennfahrer von nationalen Rennorganisationen generell aurachirurgisch zu prüfen und bei Bedarf entsprechend zu behandeln.

Suizidalität

Die Zahl der Selbstmorde ist seit den 80er Jahren zwar kontinuierlich gesunken, trotzdem sterben in Deutschland nach wie vor deutlich mehr Menschen durch Suizide als durch Verkehrsunfälle, Mord, illegale Drogen und Aids zusammen. Laut offizieller Statistik nehmen sich jedes Jahr ca. 10.000 Menschen das Leben – seit 2010 steigt die Tendenz wieder leicht.

Alle 53 Minuten nimmt sich in Deutschland ein Mensch das Leben. Wenn man bedenkt, dass von jedem Suizid im Schnitt etwa 6 Menschen betroffen sind – neben der Familie und den Freunden auch Arbeitskollegen und Vorgesetzte – wird einem das Ausmaß dieser Handlung erst richtig bewusst.

Männer begehen häufiger Suizid als Frauen. Das Verhältnis liegt bei 1:2,9. Im Gegensatz zu diesen Zahlen werden Suizidversuche häufiger von Frauen als von Männern durchgeführt. Die Suizidrate steigt zudem mit dem Alter. Bei jungen Menschen ist sie vergleichsweise niedrig, nimmt aber besonders bei Männern ab dem 60. Lebensjahr erheblich zu. Eine ähnliche Tendenz ist aber auch bei Frauen zu beobachten. Jede zweite Frau, die einen Suizid begeht, ist älter als 60 Jahre.

Experten gehen von einem Zusammenhang zwischen der medialen Berichterstattung über Selbstmorde und der Anzahl der Suizide und Suizidversuche aus. So stiegen z.B. beide Zahlen nach dem Selbstmord des Fußball-Torhüters Robert Enke im Jahr 2009/2010 deutlich an. Bereits bei der Veröffentlichung von Goethes Roman „Die Leiden des jungen Werther" war es 1774 zu einer Suizidwelle gekommen, wobei zahlreiche Tode deutlich als Nachahmung der Romanvorlage erkennbar waren. In der wissenschaftlichen Literatur werden die Nachahmer-Suizide deswegen als „Werther-Effekt" bezeichnet. Das ist auch der Grund, warum sogenannte „Personenschäden" bei der Bahn nicht mehr offiziell als solche bezeichnet werden. Obwohl die Bahnunglücke aufgrund suizidaler Handlungen zugenommen haben, wird in den Medien kaum darüber berichtet bzw. werden die resultierenden Wartezeiten oder Verspätungen den Fahrgästen gegenüber anderen Ursachen zugeschrieben.

Am gefährlichsten in Bezug auf die Suizidhäufigkeit ist die schönste Jahreszeit, nämlich später Frühling und Sommerbeginn. Wer das nicht glauben kann, muss sich von einer fast 200 Jahre alten lückenlosen Statistik aus aller Welt belehren lassen. Erklärungsansätze für dieses Phänomen gibt es viele, eindeutige Belege keine. Psychologen vermuten, dass die positive Stimmung im Frühling und Frühsommer bei Menschen, denen es psychisch nicht gut geht, eher zusätzlichen Frust als Lebensfreude auslöst.

Die Aurachirurgie bietet einen einzigartigen und höchst plausiblen Erklärungsansatz für Suizidalität, der im Folgenden erläutert wird. Beim Suizid handelt sich demnach in vielen Fällen um einen programmierten Selbstzerstörungsmechanismus, der den Patienten innewohnt und auf Grund einer epigenetisch vererbbaren miasmatischen Belastung durch die Information des Treponema pallidum, des Erregers der Syphilis, ausgelöst wird. Nachweise für die energetische Information des Treponema pallidum lassen sich insbesondere im Bereich des Roten Knochenmarks, aber auch an anderen Organsystemen finden. Wohlgemerkt: Es handelt sich nicht um eine Infektion, sondern nur um die Information des Erregers, die Infektion hat ein Vorfahre durchlebt. Wird die Information gelöscht, verschwindet auch der Impuls zum Suizid in den meisten Fällen.

Casuistik 1:

Anamnese: Die 18-jährige Schülerin leidet seit 3 Jahren unter Depressionen und einer schweren Suizidalität. Immer wieder wird sie mit Messern erwischt, die sie heimlich aus der Küche ihres Elternhauses in ihr Zimmer genommen hat. Es folgen zahlreiche monatelange stationäre Aufenthalte in einer psychiatrischen Klinik im geschlossenen und überwachten Bereichen. Die Gabe verschiedener Antidepressiva (Risperidon, Seroquel, Mirtazapin, Lithium, Tavor) bringt keine Verbesserung der Problematik. Auf Grund der Therapieresistenz und auf Grund mehrerer Suizidversuche entscheidet man sich zu einer Elektrokrampftherapie, die in 12 Sitzungen jeweils in Vollnarkose durchgeführt wird. Vor zwei Wochen schluckt die Patientin eine Rasierklinge, um sich das Leben zu nehmen, was aber glimpflich abläuft: Außer einer Verletzung im Mundbereich bleibt der Vorfall ohne Konsequenzen, die Rasierklinge wird schließlich nach einigen Tagen auf natürlichem Weg wieder ausgeschieden. Auf Grund der Erkrankung hat die Patientin die Schule abbrechen müssen und versucht nun erneut, das Abitur zu schaffen. Sie besucht die Schule in einem Sonderprogramm für Schüler mit Krankheit, einige Stunden pro Tag, was ihr sehr schwer falle, da sie sich gar nicht recht konzentrieren könne. Vor der psychiatrischen Erkrankung sei sie jahrelang magersüchtig gewesen, seitdem habe sie 20 kg zugenommen, sie sei immer sehr müde und abgeschlagen.

Aurachirurgie: Bei Vorstellung zeigt sich eine schwer depressive junge Frau, die kaum spricht und höchstens aus Verlegenheit kurz lächelt. Der Blick ist nach unten gerichtet, die Patientin wirkt inhaltsleer, verzweifelt, schwer gestört im Antrieb und in ihrem Affekt. Auf Ansprache reagiert sich geordnet und freundlich. Fragen stellt sie keine. An beiden Unterarmen finden sich frische Schnittwunden von Rasierklingen, auf den Handrücken multiple Narben von früheren autoaggressiven Verletzungen. In der aurachirurgischen Exploration zeigen sich mehrere karmische Muster: Das Muster des Erhängens, was allein schon dadurch imponiert, als die Patientin ihren Kopf bei Untersuchungsbeginn schief und nach vorne geneigt hält. Nach Entfernung des Stricks in der Aura hält die Patientin den Kopf plötzlich gerader. Es findet sich ein Sklavenjoch, das regelkonform entfernt wird. Außerdem zeigt sich das karmische Muster der missglückten Flucht, wobei die Patientin angibt, regelmäßig über Flucht und Verfolgungsszenen zu träumen. Nach Auflösung des Musters steht die Patientin in der kinesiologischen Kontrolluntersuchung deutlich stabiler. In der Prüfung des karmischen Musters der Schwarzen Magie präsentiert die Patientin eine deutliche Resonanz im Bereich von Hals, Brust und Bauch, keine Resonanz findet sich im Genitalbereich. Die Resonanz im Bereich von Hals, Brust und Bauch ist dabei in beide Richtungen vorhanden, d.h. sowohl bei der Fingerposition nach oben wie auch nach unten. Die gefundenen Resonanzen korrelieren gut mit der von der Patientin geschilderten Symptomatik: Sie habe oft Probleme, bestimmte Dinge anzusprechen oder auszudrücken, es käme ihr vieles nicht über die Lippen. Auch das Selbstwertgefühl und das Selbstbewusstsein seien so gut wie nicht vorhanden. Die Abgrenzung zu Mitmenschen sei ein großes Problem, sowohl was die körperliche Nähe betrifft als auch die Distanz gegenüber anderen, die ihr immer zu nahe kämen, was sie als sehr unangenehm empfinde. Im Zusammenhang mit ihren Suizidversuchen beschreibt die Patientin eindrucksvoll, dass sie da gar nicht sie selbst sei, sondern das geschehe mehr oder weniger fremdbestimmt. Sie könne sich geradezu dabei zusehen, wie sie etwas mache, von dem sie genau wisse, dass das nicht gut für sie sei, aber sie könne sich gleichzeitig nicht dagegen zur Wehr setzen. Ausgelassen freuen könne sie sich schon seit langem nicht mehr. Wann immer eine Situation angenehm oder erfreulich ist, kommt ein Impuls, der da sagt, dass ihr dies nicht zustehe. Gynäkologische Probleme bestehen keine, entsprechend findet sich auch keine Resonanz bei der Prüfung auf entsprechende Muster in der Untersuchung auf Schwarze Magie.

Seit zwei Jahren nimmt die Patientin L-Thyroxin wegen einer bestehenden Schilddrüsenunterfunktion. Aktuell bestehe eine euthyreote Stoffwechselsituation.

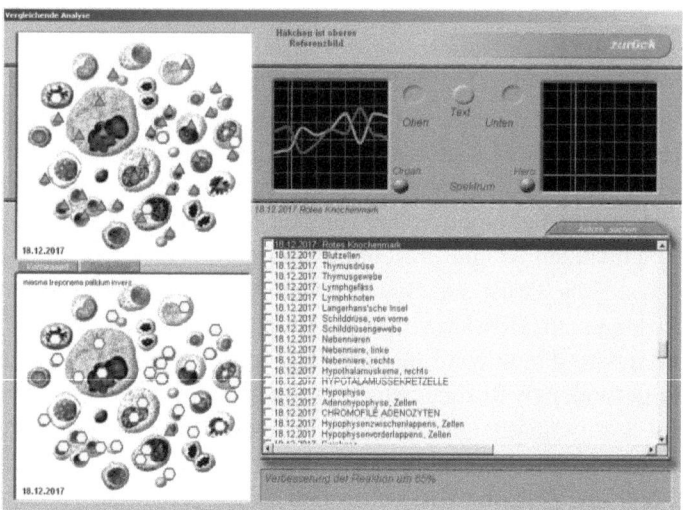

Abb. 68: *Energetisch wirkt das Rote Knochenmark zunächst normal. Bei Inver-tierung von Treponema pallidum kommt es jedoch zu einer deutlichen Verbes-serung des energetischen Befundes von 65%, was darauf hindeutet, dass hier doch eine schwere Belastung mit Selbstzerstörung zu Grunde liegt, passend zur klinischen Symptomatik der Suizidalität.*

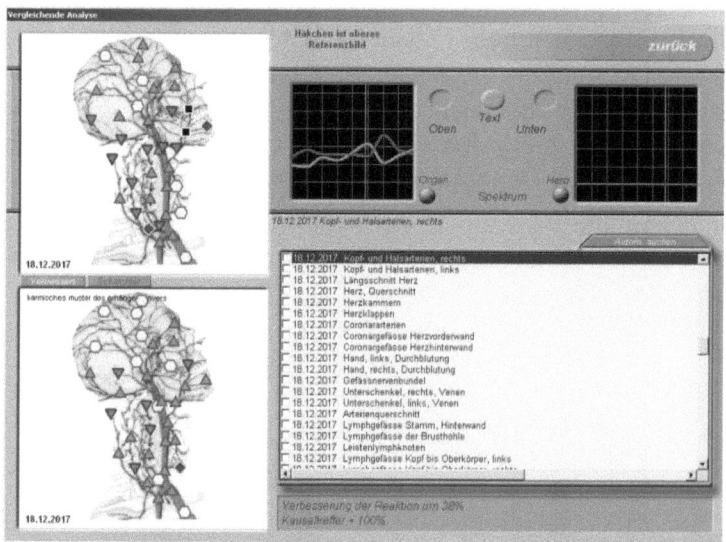

Abb. 69: *Im Bereich der Kopfarterien zeigt sich eine energetische Belastung, die durch die Invertierung des karmischen Musters des Erhängens aufgelöst wird, Verbesserung um 38%, passend zur klinischen Symptomatik.*

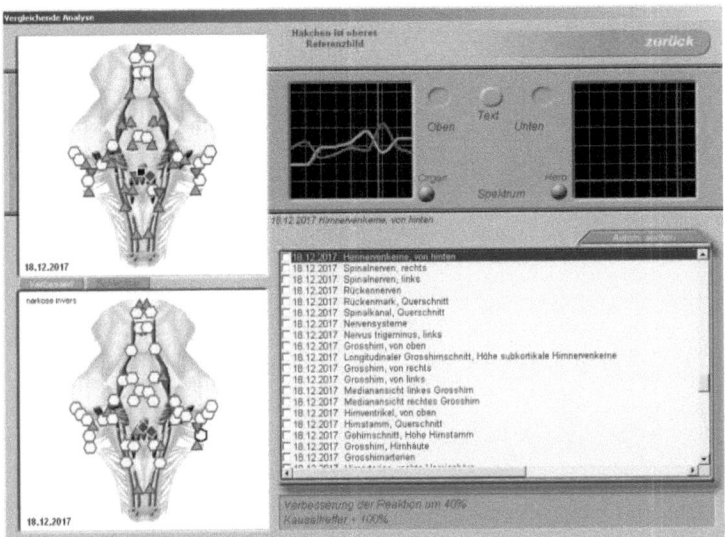

Abb. 70: *Am Hirnstamm zeigt sich ebenfalls eine energetische Belastung, bedingt durch die 12 Vollnarkosen im Rahmen der Elektrokrampftherapie. Bei Invertierung Verbesserung des Befundes um 47%.*

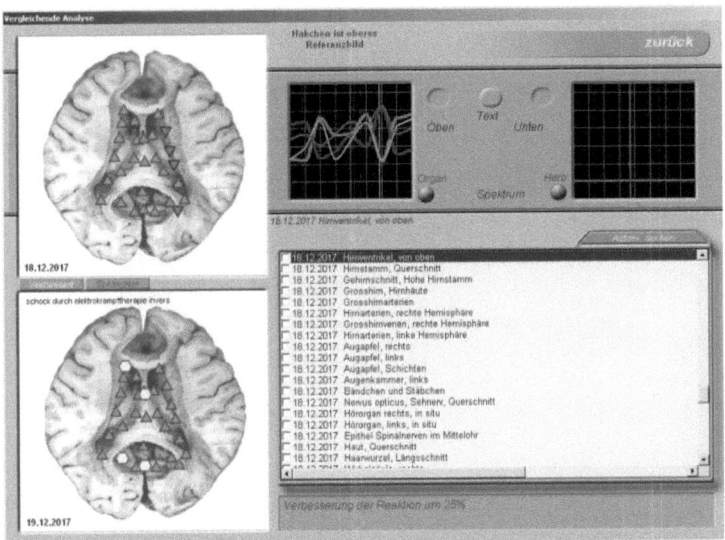

Abb. 71: *An den Hirnventrikeln leichte energetische Belastung, bei Invertierung von Schock durch Elektrokrampftherapie Verbesserung des Befundes um 25%. Die 12 EKT-Behandlungen haben feinstofflich ihre Spur hinterlassen.*

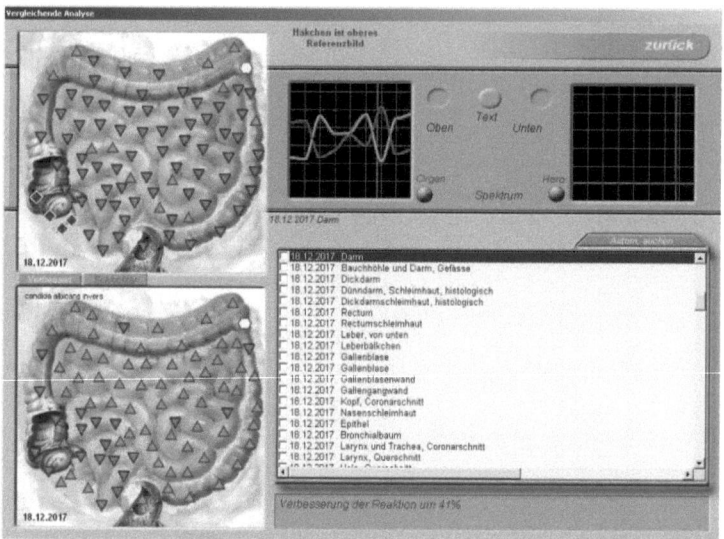

Abb. 72: *Der Darm zeigt eine energetische Störung im Sinne eines deregulierten Mikrobioms. Bei Invertierung von Candida albicans kommt es zu einer Verbesserung des Befundes um 41%.*

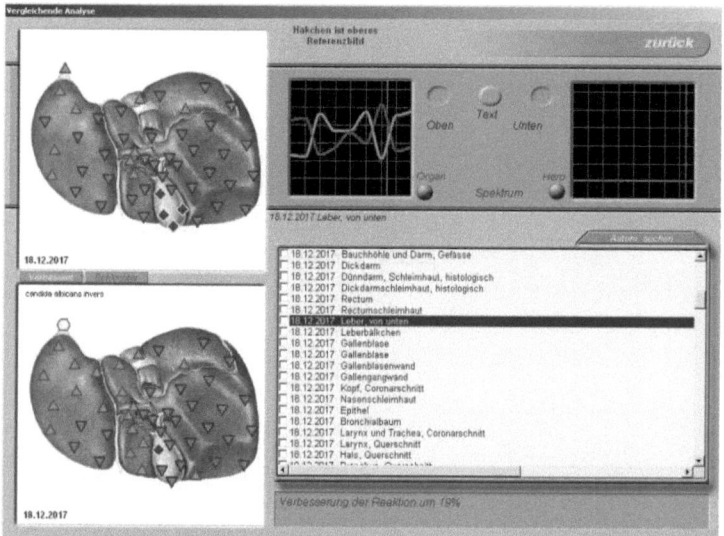

Abb. 73: *Auch die Leber ist energetisch gestört, bei Invertierung von Candida albicans kommt es zu einer Verbesserung des Befundes um nur 19%. Nach wie vor finden sich jedoch hauptsächlich nach unten gerichtete Dreiecke, was darauf hindeutet, dass noch eine weitere energetische Störung vorhanden ist.*

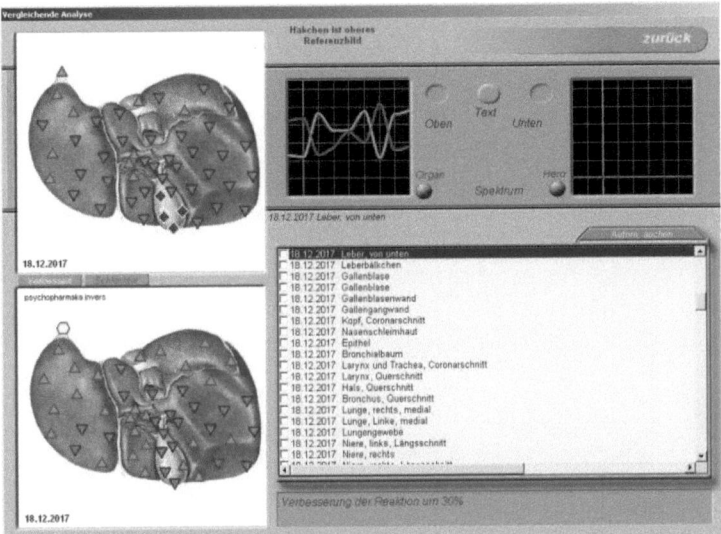

Abb. 74: *Bei Invertierung von Psychopharmaka kommt es zu einer Verbesserung des energetischen Befundes um 30%. Ganz offensichtlich ist die Leber durch die Medikamente belastet, was die permanente Müdigkeit der Patientin erklärt.*

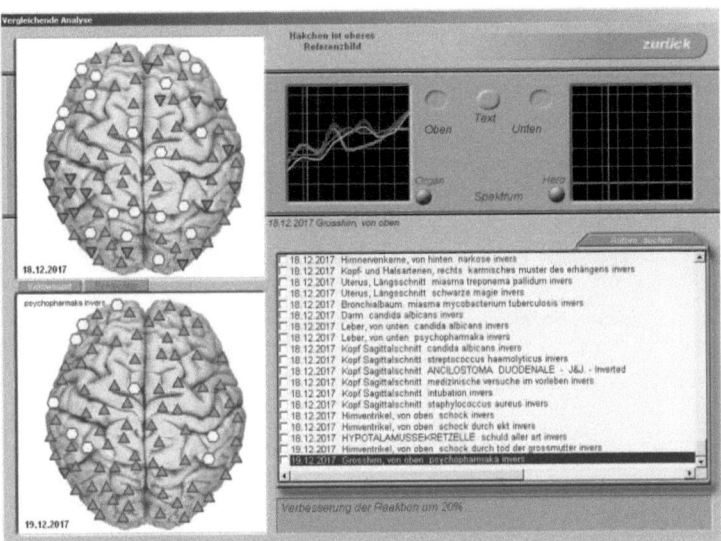

Abb. 75: *In der Analyse der Großhirnhemisphären zeigt sich die energetische Belastung durch die Psychopharmaka, bei Invertierung kommt es zu einer Verbesserung um 20%. Diese Belastung ist ursächlich für Müdigkeit und Konzentrationsstörungen und kann feinstofflich direkt sichtbar gemacht werden.*

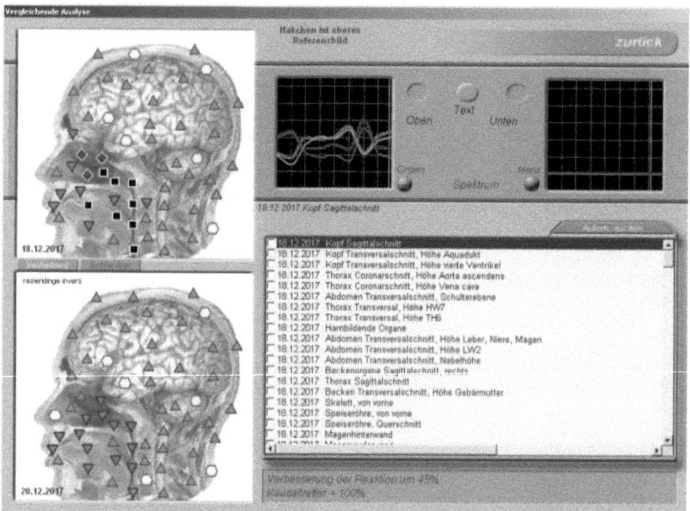

Abb. 76: *Im Hals-Rachen-Bereich zeigt sich eine schwere energetische Störung, die zunächst unklar bleibt. Sämtliche Invertierungen von möglichen bakteriellen Belastungen führen zu keiner Verbesserung des Befundes. Erst die Eingabe von „Rasierklinge invers" bringt die Lösung mit einer Verbesserung um 45%. Und tatsächlich: Die Patientin gibt an, sich beim Schlucken der Rasierklinge an der Zunge und im Mundbereich verletzt zu haben.*

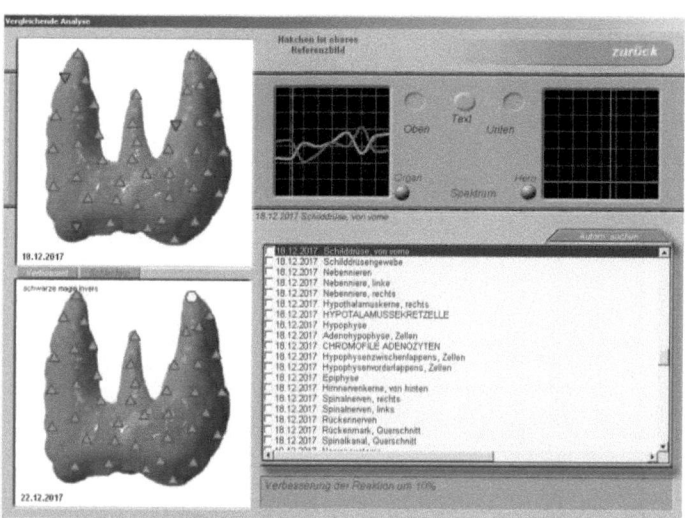

Abb. 77: *Schilddrüse: Energetische Störung durch Schwarze Magie, bei Invertierung Verbesserung des Befundes um 10%.*

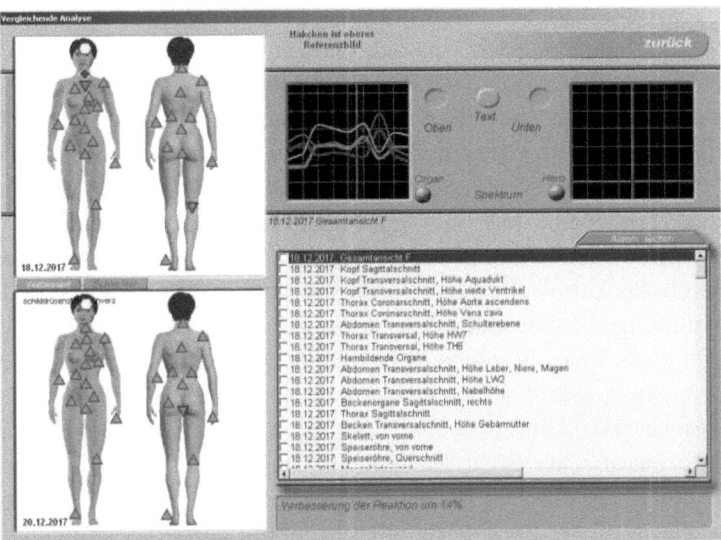

Abb. 78: *Die energetische Störung im Bereich der Schilddrüse zeigt sich auch in der Gesamtansicht im Halsbereich, bei Invertierung des karmischen Musters der Schwarzen Magie kommt es zu einer Verbesserung des Befundes um 14%, die braune Markierung am Hals verschwindet..*

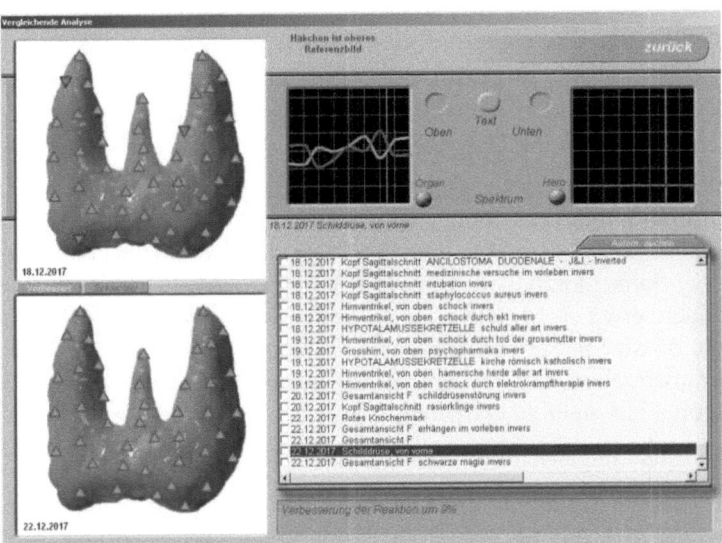

Abb. 79: *Nach Auflösung des karmischen Musters der Schwarzen Magie zeigt sich eine Verbesserung des energetischen Befundes an der Schilddrüse um 9%.*

Bewertung: Ein schwerer Fall von Suizidalität, der durch die psychiatrischen Therapien nicht besser, sondern nach Aussage der Familie eher schlechter geworden ist. Beeindruckend ist, wie valide die NLS-Analyse den Sachverhalt in verschiedenen Ebenen darstellt: Von den Verletzungen im Mund-Rachenbereich durch die Rasierklinge über die energetische Belastung von Leber und Gehirn durch die Psychopharmaka, die schwere energetische Belastung des Roten Knochenmarks mit dem Treponema pallidum als Impulsgeber für die Suizidalität und Selbstzerstörungstendenzen bis zur Belastung der Schilddrüse. Die schwere Einschränkung durch das karmische Muster der Schwarzen Magie erklärt zahlreiche weitere Symptome, insbesondere die dissoziativen Aspekte, indem die Patientin beschreibt, dass sie im Rahmen ihrer Suizidversuche das Gefühl habe, nicht sich selbst zu sein, sondern wie aus einer externalisierten Position heraus ihr selbstzerstörerisches Handeln zu beobachten. Begreift man die Depression aus energetisch-informatorischer Sicht und erkennt, dass die Lösung all dieser Probleme nur auf der feinstofflichen Ebene erfolgen kann, dann wirkt die herkömmliche Vorgehensweise der Psychiatrie mit 12 Elektrokrampftherapien unter Vollnarkose wie eine Folterung aus dem Mittelalter.

Casuistik 2: Suizidalität in der Familienhistorie

Selbstzerstörungsprogramme, Depression und Suizidalität vererben sich innerhalb der Familie. Dabei lässt sich nicht sagen, ob eine Folgegeneration in der epigenetischen Vererbung des Miasmas von Treponema pallidum stärker oder schwächer belastet ist als die vorherige Generation. Es gibt somit Konstellationen in der NLS-Analyse, in denen der Vater energetisch-informatorisch schwer belastet ist und sich umbringt, während der Sohn nur mäßig energetisch belastet wird und am Leben bleibt. Umgekehrt gilt das gleiche.

Anamnese: Ein Patient, 44 Jahre alt, kommt in die Praxis, hat Probleme, seine Beschwerden zu formulieren, setzt immer wieder neu an, bricht dann mitten im Satz wieder ab, meint, er wisse nicht, wie er es formulieren solle, versucht es dann erneut, springt dann plötzlich zu einem anderen Thema, bricht auch dort wieder ab etc. Nach etwa 5 Minuten vergeblicher Versuche beschreibt der Patient schließlich, dass er hin und wieder schon Todesphantasien gehabt hätte, am Abend beim Zubettgehen habe er darüber nachgedacht, wie es wohl wäre, am nächsten morgen nicht mehr zu erwachen.

Der Patient ist alleinstehend, arbeitet in einer Firma als Buchhalter.

Sein Bruder habe sich mit 23 Jahren das Leben genommen, er habe sich aufgehängt. Sein Vater habe sich mit 44 Jahren, so alt wie er jetzt sei, ebenfalls suizidiert, indem er sich mit einem Messer die Kehle aufgeschlitzt habe. Seine Tante sowie deren Schwester hätten sich auch umgebracht, und ein Großonkel ebenfalls. Er habe auch schon überlegt, wie er wohl gerne sterben würde, mit einem

Messer wolle er es nicht machen, aber mit Medikamenten könne er es sich eher vorstellen.

Auf aktuelle suizidale Absichten angesprochen distanziert sich der Patient jedoch glaubhaft.

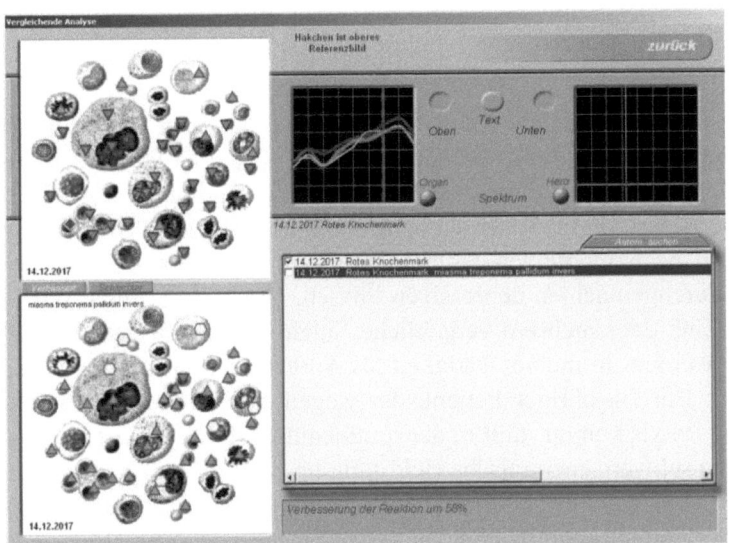

Abb. 80: *In der NLS-Analyse zeigt sich eine energetische Belastung im Roten Knochenmark durch Treponema pallidum mit einer Verbesserung um 58% bei Invertierung.*

Als nächstes wird der Bruder in der NLS-Analyse untersucht, und das, obwohl er schon seit 20 Jahren tot ist. Hier zeigt sich ebenfalls eine deutliche Belastung des Roten Knochenmarks durch Treponema pallidum mit einer Verbesserung des Befundes um gar 78% bei Invertierung.

Man kann somit auch bereits verstorbene Personen nachträglich feinstofflich analysieren, obwohl der Vorfall aktuell bereits 24 Jahre zurück liegt. Der Patient berichtet, dass es seinem Bruder immer schon schlechter gegangen sei als ihm, bereits zur Schulzeit sei er immer wieder mit einem Messer in den Wald verschwunden, um sich das Leben zu nehmen. Allerdings sei er immer wieder zurückgekehrt, mehrmals sei er aber auch mit der Polizei gesucht worden. Auch der Vater des Patienten kann erfolgreich analysiert werden: Bei ihm zeigt sich eine Belastung des Roten Knochenmarks durch Treponema pallidum mit einer Verbesserung des Befundes um 64% bei Invertierung, 26 Jahre nach dessen Tod.

In der aurachirurgischen Prüfung der karmischen Muster zeigt sich ein Strick in der Aura, der erfolgreich gelöst werden kann.

Bewertung: Die Suizidalität in der Familienhistorie kann in der NLS-Analyse in dieser Casuistik durchgängig nachgewiesen werden in Form von miasmatischen Belastungen des Roten Knochenmarks durch Treponema pallidum. Die energetisch-informatorische Störung führt beim Betroffenen zu Impulsen der Selbstzerstörung. Dabei korreliert nach aurachirurgischen Erfahrungen die Schwere der Belastung mit der Wahrscheinlichkeit eines Suizids. Löst man die energetisch-informatorische Belastung durch eine homöopathische Ausleitung auf, so verschwindet auch die Neigung zum Suizid.

Beeindruckend ist immer wieder, wenn Patienten wegen einer ursprünglich harmlosen Problematik in die Praxis kommen, z.B. um sich die Schulter behandeln zu lassen, um dann im Rahmen der routinemäßig durchgeführten NLS-Analyse durch die Belastung im Roten Knochenmark auffällig zu werden. Fragt man den Patienten nach möglichen Selbstzerstörungsmechanismen in seinem Leben und nach durchgemachten depressiven Phasen, geschieht es nicht selten, dass unmittelbar eine oder mehrere vergebliche Suizidversuche in der Biographie beschrieben werden. In meiner Tätigkeit als Aurachirurg ist mir das schon mehrfach passiert: Ein 74-jähriger Patient, der wegen eines harmlosen Schulterproblems in die Praxis kommt, fällt in der routinemäßig durchgeführten NLS-Analyse durch eine schwere energetische Belastung im Roten Knochenmark auf: Auf die Frage, ob er in seinem Leben schon einmal unter einer Depression gelitten habe, gibt der Patient unumwunden zu, dass er insgesamt dreimal versucht habe, sich das Leben zu nehmen. Das letzte mal vor etwa 10 Jahren, inzwischen sei die Situation stabil. Dabei staunt nicht nur der Patient, denn in dem anamnestischen Gespräch zuvor war mit keinem Wort erwähnt worden, dass er je unter Stimmungsproblemen gelitten habe. Eine andere Patientin, 65 Jahre alt, wird ebenfalls wegen eines Bagatellproblems aurachirurgisch behandelt und fällt wiederum in der routinemäßig durchgeführten NLS-Analyse durch eine schwere energetische Belastung im Roten Knochenmark auf: Ihr erzählte ich meine Erfahrung mit dem vorher erwähnten 74-jährigen Patienten und wie er berichtet hatte, dass er dreimal versucht habe, sich das Leben nehmen. Woraufhin die Patientin ganz lakonisch meint: „Bei mir war es nur zweimal".

Begreift man Suizidalität als eine energetisch-informatorische Störung im Sinne einer Fehlprogrammierung durch miasmatische Belastungen, die im Hintergrund wie Selbstzerstörungssysteme fungieren, dann erscheint dieses psychiatrische Thema in einem ganzen neuen Licht. Die Lösung liegt in der Umprogrammierung und in der Auslöschung pathogener Informationsmuster.

Oberbauchschmerzen

Anamnese: Patient, 45 Jahre alt, kommt in die Praxis wegen eines seit 3 Jahren bestehenden drückenden Schmerzes im rechten Oberbauch, direkt unter dem Rippenbogen, für den schulmedizinisch keine Ursache zu finden ist. Sonographie, Gastroskopie, Coloskopie und CT hätten keinen Befund erbracht. Immer wenn er einen Schmerz verspüre, habe er Angst, dass es sich um etwas Ernsthaftes oder Bösartiges handeln könnte, das bereite ihm große Probleme.

Außerdem habe er auch ein psychisches Problem: Es bestehe ein ausgeprägtes Misstrauen gegenüber seiner Frau, obwohl seit vielen Jahren glücklich verheiratet. Auch sei er seiner Frau treu und führe eine gute Ehe, aber irgendetwas im Hinterkopf belaste ihn bei Intimitäten. Massagen seien kein Problem, aber der Geschlechtsakt rufe in ihm Erinnerungen aus früheren Zeiten hervor, wo er Angst vor einer Infektion und Geschlechtskrankheit habe. Eigentlich seien diese Ängste unbegründet, das sei ihm sehr wohl klar, aber er komme gegen dieses Gefühl der Unsicherheit trotzdem nicht an.

Beim Gespräch zeigt sich ein differenzierter, feinfühliger, geordneter Mann im mittleren Alter, gepflegt und in einem guten Allgemeinzustand.

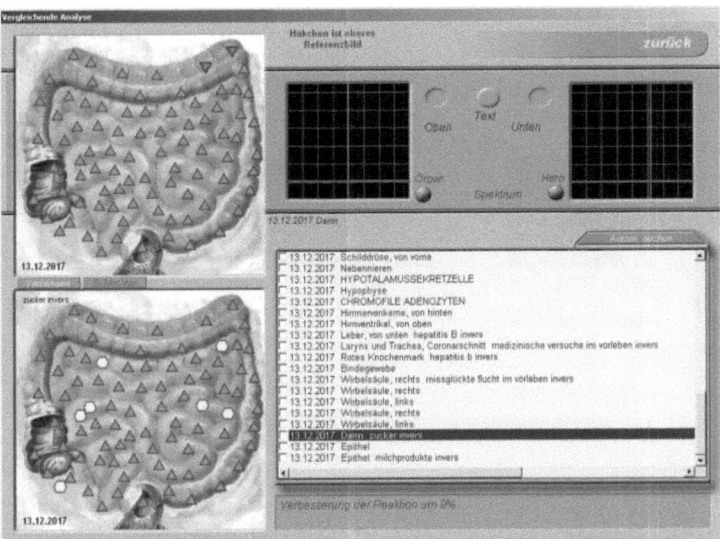

Abb. 81: Im Bereich des Darms zeigt sich ein unauffälliger energetischer Befund, der durch Invertierung von Zucker nur noch um 9% verbessert werden kann.

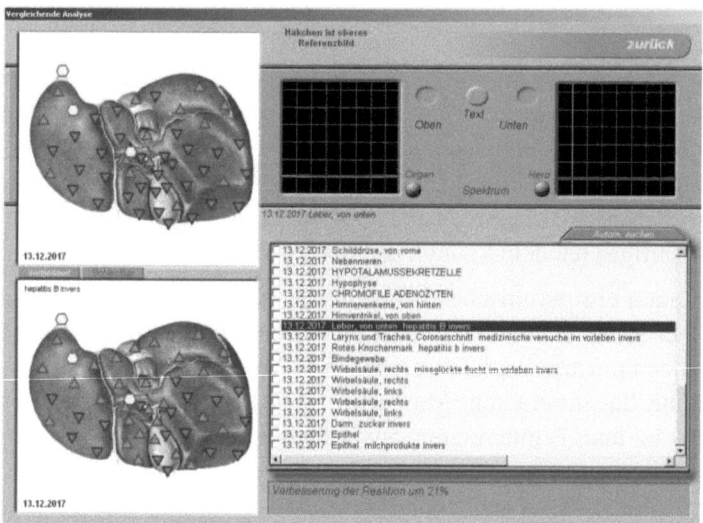

Abb. 82: *Umso erstaunlicher ist es, dass die Leber energetisch belastet wirkt. Bei Invertierung von Hepatitis B zeigt sich eine Verbesserung des energetischen Befundes um 21%. Befragt nach dieser Konstellation meint der Patient, er habe als Physiotherapeut vor 15 Jahren eine Hepatitis B Impfung erhalten, die er nur sehr schlecht vertragen habe.*

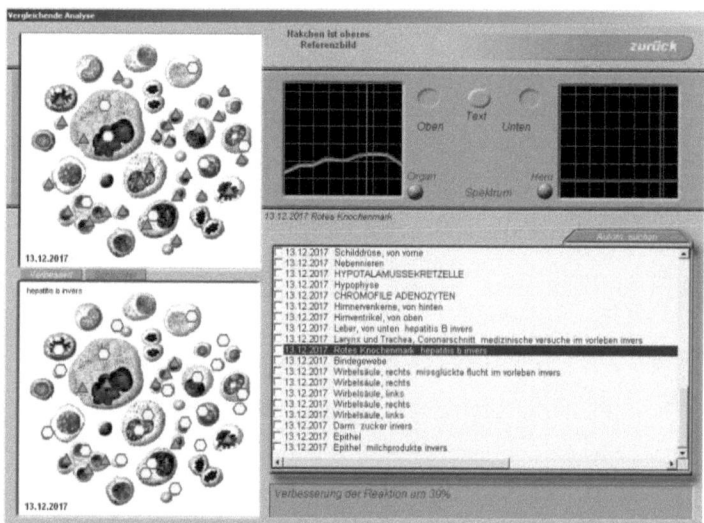

Abb. 83: *Im Roten Knochenmark zeigt sich die Hepatitis B noch deutlich, bei Invertierung kommt es zu einer Verbesserung des Befundes um 39%. Der Patient erhält entsprechend eine homöopathische Ausleitungstherapie.*

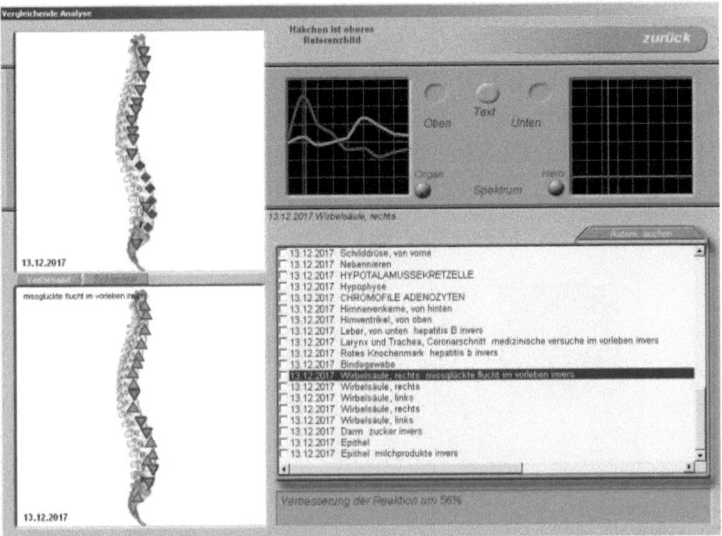

Abb. 84: *Bei der Prüfung auf das karmische Muster der missglückten Flucht zeigt sich eine deutliche Seitendifferenz mit einer Instabilität nach rechts in der kinesiologischen Prüfung. Bei Invertierung des karmischen Musters der missglückten Flucht zeigt sich eine Verbesserung des energetisches Befundes um 56%. Der Patient gibt an, seit Jahren keine Beschwerden mehr in der Wirbelsäule zu haben, vor mehr als fünf Jahren sei das anders gewesen, da habe er hin und wieder Schmerzen im Lumbalbereich verspürt, jedoch nie mit einer Ausstrahlung in die Beine.*

Es folgt die Auflösung des karmischen Musters der missglückten Flucht nach den Vorgaben der Aurachirurgie, siehe Lehrbuch der Aurachirurgie.

Der Patient nimmt das Wirbelsäulenmodell auf den Schoss, Arzt und Patient sitzen sich gegenüber. Der Aurachirurg prüft die Segment der Wirbelsäule durch, indem er mit der chirurgischen Sonde in die Facettengelenke links und rechts sticht und sich so von unten nach oben arbeitet. Und tatsächlich: Auf Höhe von Th10/11 rechts findet sich eine eindeutige Resonanz, die der Patient in genau die Stelle im rechten Oberbauch projiziert, wo er die Beschwerden hat. Auch der Zug mit der Pinzette am entsprechenden Spinalnerven rechts ergibt eine eindeutige Resonanz. Es handelt sich somit um eine radikuläre Symptomatik mit Ausstrahlung in den rechten Oberbauch, ausgehend von einer Wirbelsäulenproblematik, die ansonsten klinisch asymptomatisch ist. Vermutlich eine schmerzfreie Bandscheibenprotrusion, die vor Jahren Beschwerden bereitet hatte, jedoch durch die physiotherapeutische Behandlung soweit gebessert werden konnte, dass sie keine lokalen Beschwerden in der Wirbelsäule mehr verursacht.

Es folgt die aurachirurgische Behandlung der Wirbelsäule: Der Arzt setzt eine energetische Strickleiter in die betreffenden Segmente der Brustwirbelsäule, was der Patient unmittelbar als eine Aufrichtung seiner eigenen Wirbelsäule empfindet. Nach Fixierung der Strickleiter zeigt sich keine Resonanz mehr an der Wirbelsäule, ebenso ist der Schmerz im rechten Oberbauch verschwunden.

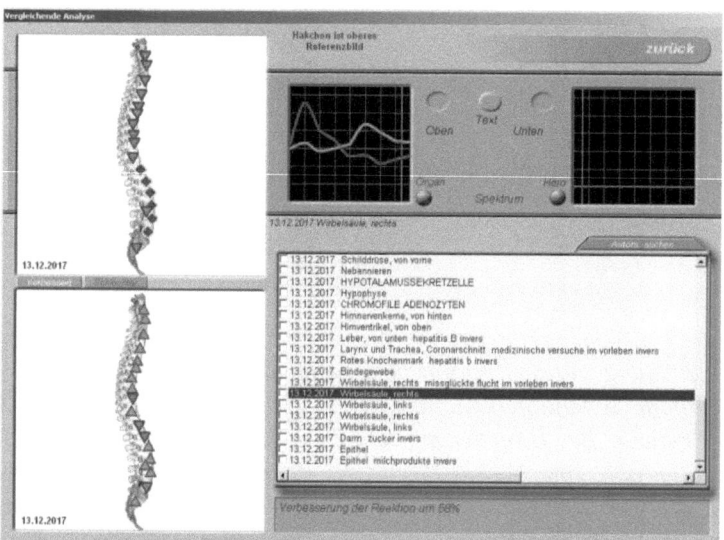

Abb. 85: Nach der aurachirurgischen Behandlung zeigt sich eine Verbesserung des energetischen Befundes auf der rechten Seite um genau die zuvor ermittelten 56%.

Bewertung: Dieser Fall ist sehr beeindruckend. Denn weder eine klinische Symptomatik im Sinne von Rückenschmerzen mit Ausstrahlung nach ventral führt zur richtigen Diagnose, noch eine schulmedizinisch-apparative Untersuchung, sondern ausschließlich die aurachirurgische Exploration. Letztlich ist die Diagnosefindung im vorliegenden Fall schwierig, denn der Patient hatte seit fünf Jahren keine Rückenschmerzen mehr gehabt. Erst die Instabilität in der Prüfung des karmischen Musters der missglückten Flucht mit einer Fallneigung nach rechts zeigt, dass hier eine Irregularität besteht, und führt zu einer weiteren aurachirurgischen Exploration am Wirbelsäulenmodell. Und auch hier imponiert die Eindeutigkeit des Befundes: Ausschließlich auf Höhe von TH10/Th11 rechts zeigt sich eine Resonanz, kein Segment darunter und auch kein Segment darüber, und auch nicht auf der klinisch nicht betroffenen linken Seite. Eine Resonanz, die entsprechend nach vorne ausstrahlt, so dass der Patient die Schmerzsymptomatik im rechten Oberbauch bei Untersuchung mit der chirurgischen Sonde im Wirbelsäulenmodell verstärkt verspürt. Nach der aurachirurgischen Fixierung im Sinne der energetischen Strickleiter im Bereich der Brustwirbelsäule verschwindet schließlich nicht nur die Resonanz bei der Prüfung an der Wirbelsäule, sondern auch die Schmerzsymptomatik im rechten Oberbauch.

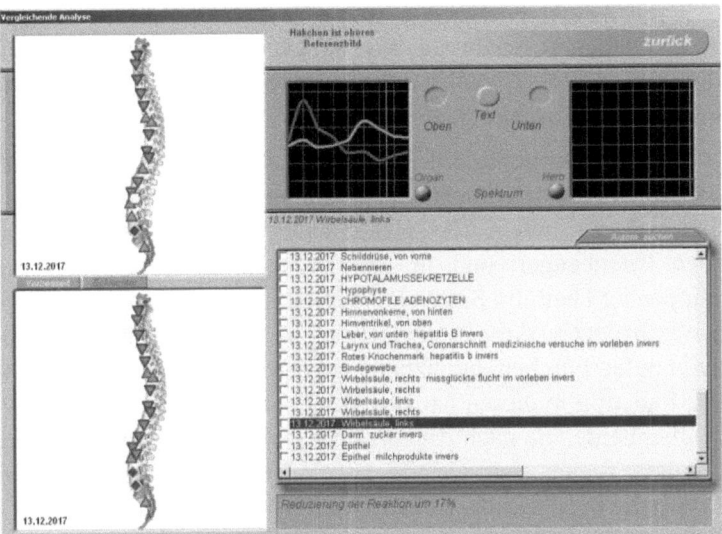

Abb. 86: *Der Befund links ist nach der aurachirurgischen Behandlung energetisch etwas schlechter als zuvor, was wohl durch die neuen Kräfteverhältnisse auf Grund der energetischen Strickleiter bedingt ist.*

Juckreiz

Anamnese: Patientin, 41 Jahre alt, kommt in die Praxis wegen ihrer juckenden Haut. Das Problem bestehe seit vielen Jahren, schulmedizinisch wurde vom Dermatologen eine Allergietestung empfohlen, was aber bislang noch durch gemacht worden sei. Die Patientin beschreibt, dass sie gegen Birken allergisch sei, was sich eindeutig so sagen lasse, weil der Juckreiz jedes Jahr in der Zeit der Birkenblüte am schlimmsten ausgeprägt sei.

Aurachirurgie: In der aurachirurgischen Exploration zeigt sich das karmische Muster der Schwarzen Magie, das fachgerecht aufgelöst wird. Sonstige karmische Muster sind nicht zu finden. Als Zeichen einer erhöhten Atopieneigung zeigen sich in den Ellenbeugen und in den Kniekehle Hautrötungen mit trockener und schuppender Haut. Im Sinne der Dermatologie zeigt sich eine sog. Lichenifizierung, was bedeutet, dass das Hautrelief nicht mehr weich und einheitlich, sondern von tiefen Furchen durchzogen ist. Durch sekundäre bakterielle Infektionen, die die Patientin in diesen Arealen bereits durchgemacht hat, bestehen auch einige Narbenherde, die nach Angaben der Patientin sehr stark jucken. Im Bereich des Halses finden sich weitere entzündliche Veränderungen der Haut. Somit alles typische Prädilektionsstellen für atopische Ekzeme.

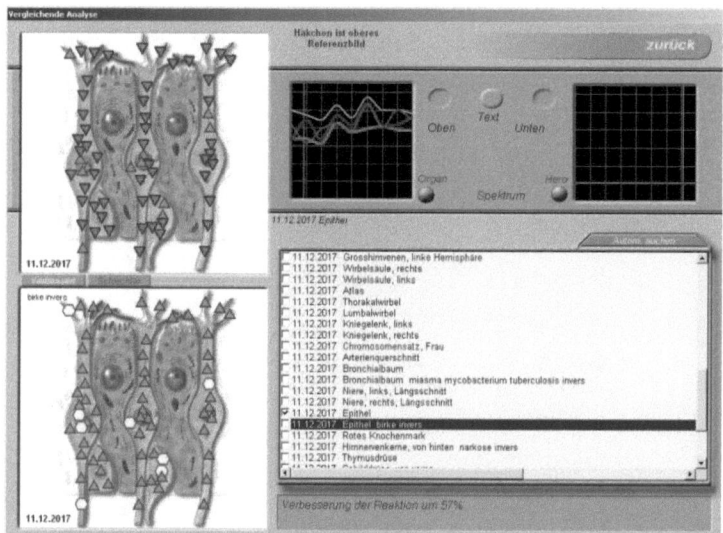

Abb. 87: *An den Hautepithelien findet sich eine energetische Schwäche, die durch Invertierung von Birke um 57% verbessert werden kann.*

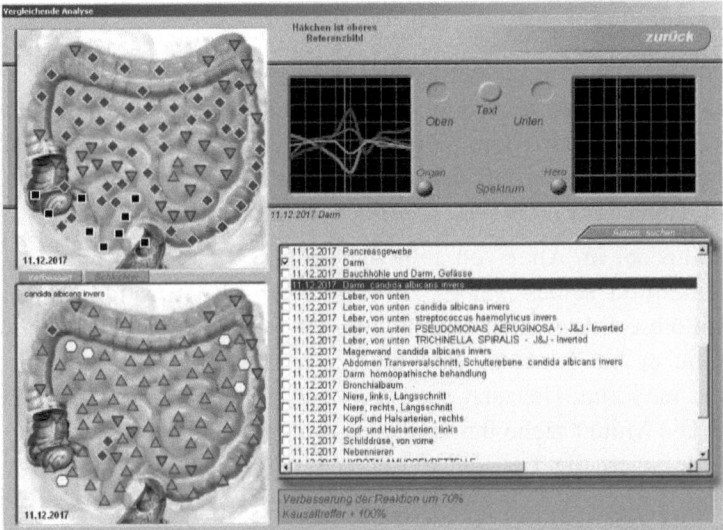

Abb. 88: *Deutliche energetische Störung im Darm mit einer Verbesserung des Befundes um 79% bei Invertierung von Candida albicans.*

Bewertung: Dass die Hautempfindlichkeit im Sinne einer Birkenallergie nicht nur von der Patientin beschrieben wird, sondern auch in der NLS-Analyse eindeutig sicht- und messbar ist, ist beeindruckend und spart letztlich die aufwändige und teure Allergietestung beim Dermatologen. Noch interessanter ist aber, dass solche Allergien vielfach verschwinden oder sich zumindest deutlich verringern, wenn der Darm saniert und damit die immunologische Situation wieder reguliert ist. So auch im vorliegenden Fall: Nach konsequenter Darmsanierung und der Entfernung von Candida albicans verbessert sich auch die Birkenallergie deutlich. Diese Erkenntnis führt zu folgender Schlussfolgerung: Nicht eine Hyposensibilisierung sollte bei bestehender Allergie durchgeführt werden, sondern eine simple Darmsanierung. Eine Hyposensibilisierung ist ein schwerer Eingriff in das immunologische Regelkreiswerk eines Menschen und belastet diesen zusätzlich, jenseits der immunologischen Belastung durch die Störung des Mikrobioms im Darm.

Durst

Anamnese: 18-jähriger junger Mann kommt auf Veranlassung seiner Mutter, die ihn nach eigenen Angaben dazu gezwungen hat, in die Praxis. Er selbst erwarte sich von dem aurachirurgischen Termin eigentlich nichts, denn er sei schon bei so vielen Ärzten gewesen, und nichts hätte geholfen. Seit 8 Jahren bestehe ein insulinpflichtiger Diabetes mellitus Typ 1[9], der gut unter Kontrolle sei.

Der Diabetes mellitus sei im Alter von zehn Jahren aufgetreten, ein Jahr nach dem tragischen Unfalltod seines Vaters, der mit dem Auto verunglückt sei. Geäußert habe sich diese Erkrankung erstmalig durch großen Durst und dauernden Harndrang, wie er bei Diabetes mellitus typisch ist. Als es ihm immer schlechter ging, sei man zum Hausarzt gegangen und der habe dann gleich die Diagnose gestellt. Die Mutter ziehe ihn und seine 4 jüngeren Geschwister allein groß. In der Schule seien die Leistungen schlecht, er sei durchgefallen und versuche jetzt die Matura auf dem zweiten Bildungsweg. Als Hobby gibt der Patient Skifahren an, aber viel ist aus dem eher unwillig antworten Patienten nicht herauszubekommen. Letztes Jahr habe er mal „Gras" probiert, aber auf Grund von Problemen mit dem Blutzucker wieder eingestellt.

Aurachirurgie: Ein junger Mann, schlank und großgewachsen, mit skeptischem Blick und erkennbar unmotiviert, nach Möglichkeit höflich und freundlich, wortkarg. In der aurachirurgischen Exploration findet sich das karmische Muster der Schwarzen Magie im Bereich der Brust, des Bauches und zwischen den Beinen, letzteres erklärt die Lebensunlust und Lebensuntüchtigkeit.

---

[9] Diabetes mellitus ist eine Stoffwechselerkrankung, die auf Insulinresistenz oder Insulinmangel beruht und durch einen chronisch erhöhten Blutzuckerspiegel gekennzeichnet ist. Sie ist mit einem deutlich erhöhten Risiko für schwere Begleit- und Folgeerkrankungen verbunden. Das Vorstadium eines Diabetes mellitus bezeichnet man als Prädiabetes. Die Prävalenz des Diabetes mellitus hat in den letzten 3 Jahrzehnten stark zugenommen. Nach Schätzungen der WHO stieg die Anzahl der Diabetiker (> 18 Jahre) in Europa von 33 Millionen Erkrankten im Jahr 1980 auf 64 Millionen Erkrankte im Jahr 2014. Weltweit stieg die Anzahl der Diabetiker im gleichen Zeitraum von 108 Millionen auf 422 Millionen. Durst zählt zu den typischen Frühsymptomen eines Diabetes mellitus. Bedingt durch die hohe Osmolarität des Blutes auf Grund des hohen Blutzuckerspiegels erhöht sich das intravasale Volumen, die überschüssige Flüssigkeitsmenge wird entsprechend über die Nieren ausgeschieden. Die auf diese Weise verloren gegangene Flüssigkeit muss durch vermehrtes Trinken kompensiert werden.

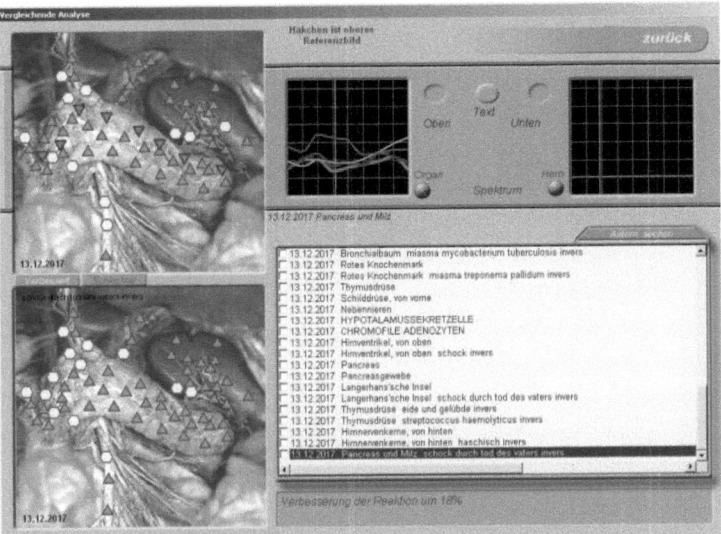

Abb. 89: *An der Bauchspeicheldrüse zeigen sich energetische Schwachstellen, bei Invertierung von Schock durch den Tod des Vaters verbessert sich der energetische Befund um 18%.*

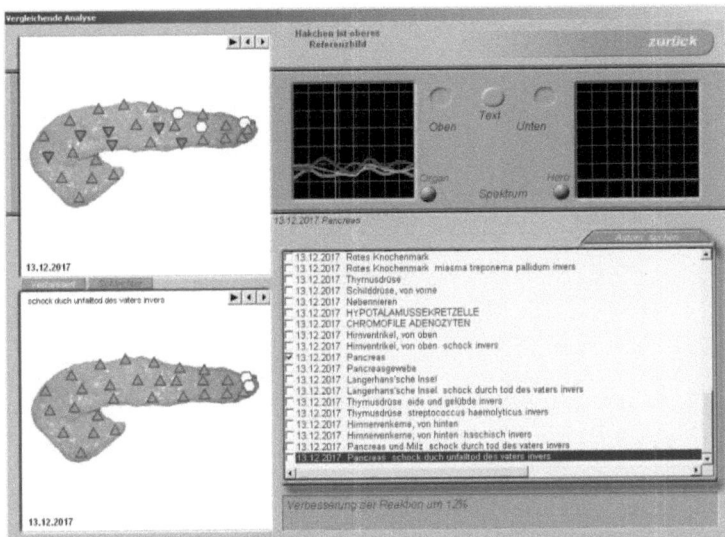

Abb. 90: *Auch die Detailanalyse zeigt eine Verbesserung des energetischen Befundes um 12% bei Invertierung von Schock durch den Tod des Vaters.*

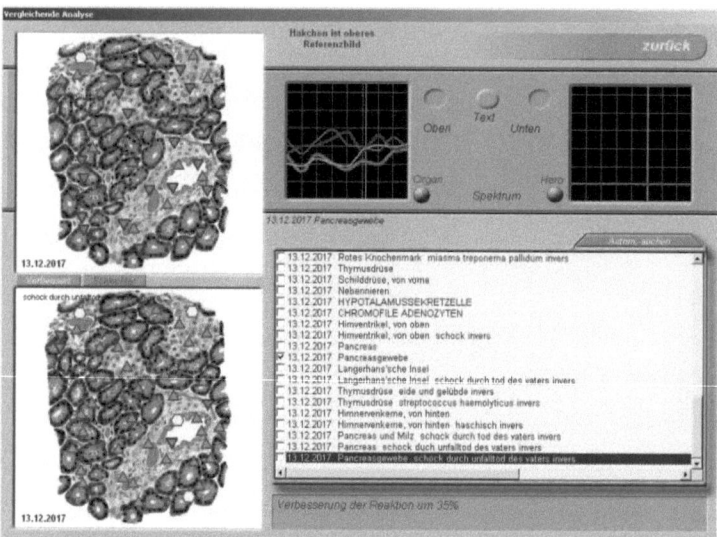

Abb. 91: *In der histologischen Darstellung des Pankreas zeigt sich eine Verbesserung des energetischen Befundes um 35% bei Invertierung von Schock durch den Tod des Vaters.*

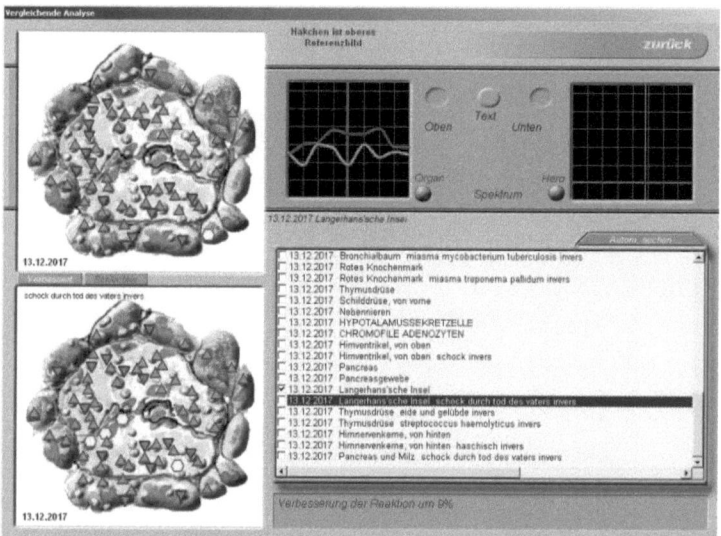

Abb. 92: *In der histologischen Darstellung der Langerhan'schen Zellen (Ort der Insulinproduktion) zeigt sich eine Verbesserung des energetischen Befundes um 9% bei Invertierung von Schock durch den Tod des Vaters.*

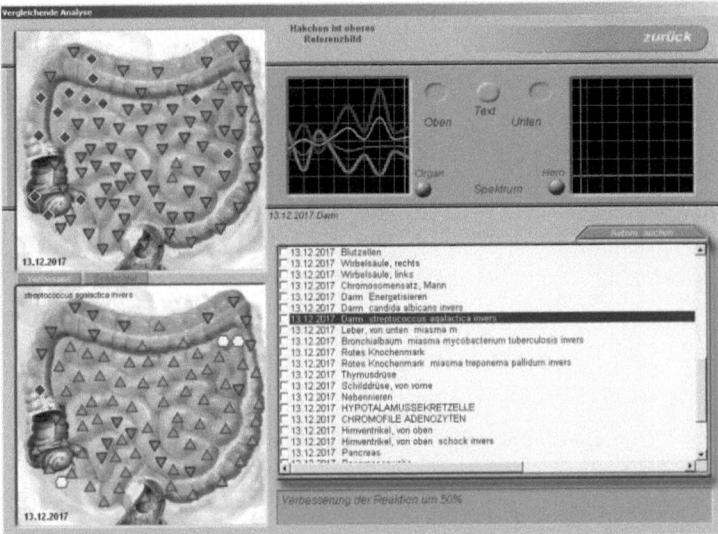

Abb. 93: *Im Darm deutliche energetische Störung, verursacht durch Streptococcus agalactiae, bei Invertierung Verbesserung des energetischen Befundes um 50%.*

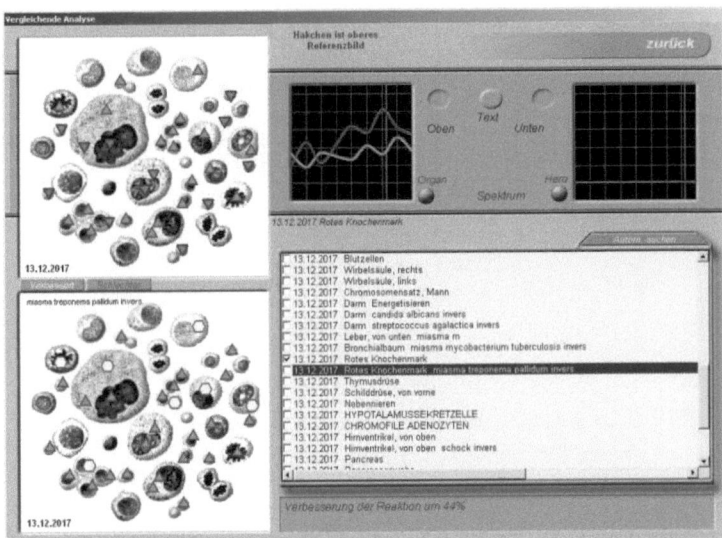

Abb. 94: *Im Roten Knochenmark deutliche energetische Belastung durch das Miasma von Treponema pallidum, bei Invertierung Verbesserung des energetisches Befundes um 44%.*

77

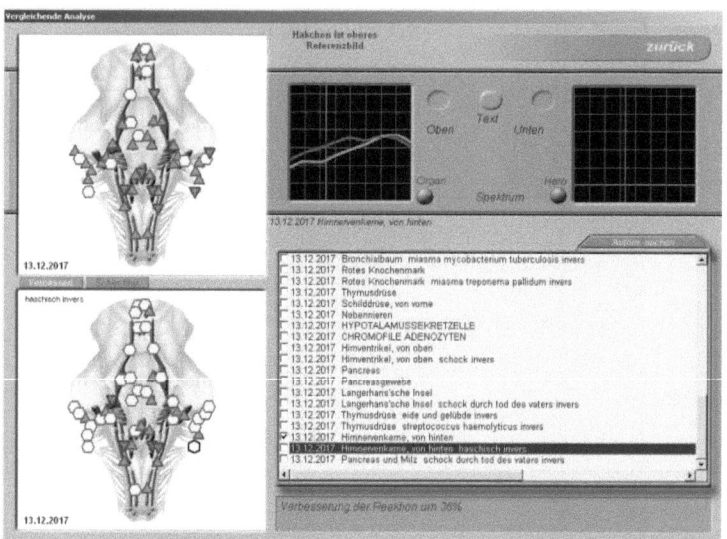

Abb. 95: *Am Hirnstamm deutliche energetische Belastung mit Verbesserung des energetisches Befundes um 36%, bedingt durch den Konsum von Haschisch.*

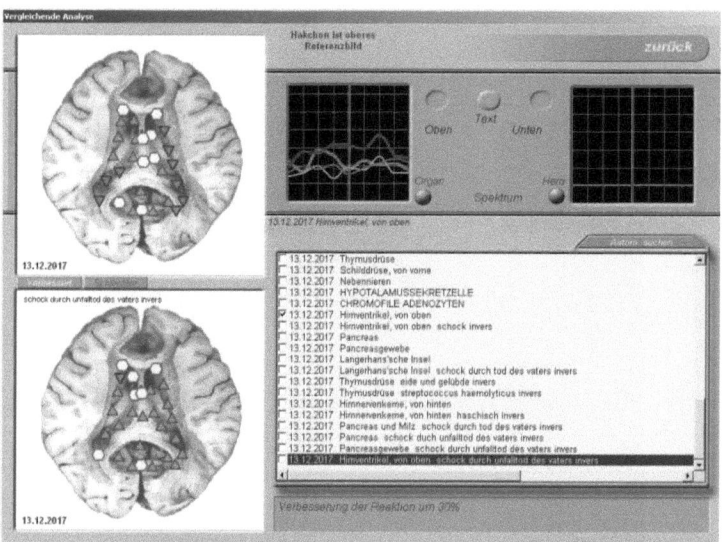

Abb. 96: *In den Hirnventrikeln deutliche energetische Belastung mit Verbesserung des energetisches Befundes um 30%, bedingt durch den Schock durch den Unfalltod des Vaters*

Bewertung: Beeindruckend ist, dass sich der Schock durch den Tod des Vaters an mehreren Organsystemen im Patienten in der NLS-Analyse nachweisen lässt, insbesondere am Pankreas, der für die Insulinproduktion bzw. den Diabetes mellitus Typ 1 verantwortlich ist. im Anschluss an die Untersuchung werden in das NLS-System die Daten des vor 8 Jahren verunglückten Vaters eingegeben, und tatsächlich findet sich auch bei ihm das Miasma von Treponema pallidum im Roten Knochenmark, in etwas in der gleichstarken Ausprägung wie bei seinem Sohn. Der Vater hat die Belastung somit in die nächste Generation vererbt. Dieses Miasma löst bekanntlich einen Selbstzerstörungsmechanismus aus und ist für vermeintlich zufällige Unfälle verantwortlich. Der Autounfall mit Todesfolge war somit im Vater bereits als Selbstzerstörungsmechanismus vorprogrammiert. Der Schock auf den Hirnventrikeln durch den Unfalltod des Vaters wird aurachirurgisch ausgeleitet. Der Darm wird durch eine homöopathische Behandlung saniert, wobei der Patient hier noch weitere Maßnahmen einhalten soll: Zuckerarme Ernährung, Verzicht auf Früchte für einige Monate, kein Fleisch bis zur vollständigen Sanierung des Darms. Die Belastung im Knochenmark durch das Miasma von Treponema pallidum kann homöopathisch durch Invertierung der Energie erfolgreich ausgeleitet werden.

In der Folge verbessert sich das Befinden des Patienten, der junge Mann ist wieder motivierter als früher, um den Abschluss in der Schule erfolgreich zu bestehen. Auch die Stoffwechselsituation verbessert sich, nach erfolgreicher Darmsanierung und nach aurachirurgischer Ausleitung der Schocksymptomatik verringert sich der täglich zu spritzende Insulinbedarf auf die Hälfte.

In einer Folgesitzung werden prämature Betazellen in der Bauchspeicheldrüse aurachirurgisch initiiert, was derzeit als experimentelle Therapieform in der Aurachirurgie durchgeführt wird. Als Betazellen werden die insulinproduzierenden Zellen in den Langerhans-Inseln des Pankreas bezeichnet. Die Betazellen machen ca. 80% der Zellmasse der Langerhans-Inseln aus. Die aktuelle Diabetes-Forschung in der Schulmedizin konzentriert sich auf die Aktivierung sog. prämaturer Beta-Zellen. Dabei handelt es sich um bereits im Pankreas angelegte, aber noch nicht voll funktionstüchtige Beta-Zellen, die bislang noch nicht zerstört wurden und sich bei entsprechender Reifung zu voll funktionstüchtigen Insulinproduzenten ausbilden können.

Schuldgefühle

Anamnese: 64-jährige Patientin und selbst Frauenärztin, kommt in die Praxis wegen einer sehr Monaten anhaltenden Leistungsschwäche, für die schulmedizinisch kein Grund gefunden werden kann.

Aurachirurgie: In der aurachirurgischen Exploration zeigt sich eine freundliche, aufgeschlossene Dame, die für die Methode der Aurachirurgie sehr offen ist. Bei der Prüfung der karmischen Muster präsentiert sie ein Sklavenjoch, das gut mit der Schilderung der Patientin übereinstimmt: Seit ihrer Jungend habe sie große Probleme, vor Publikum zu sprechen oder Vorträge zu halten, das habe letztlich eine wissenschaftliche Laufbahn verhindert, die sie nach dem Medizinstudium ursprünglich habe einschlagen wollen. Das Muster erfolgt in mehreren Schritten bzw. in mehreren Inkarnationsstufen mit mehrfacher Auflösung, bis sich am Ende schließlich keine Resonanz mehr findet.

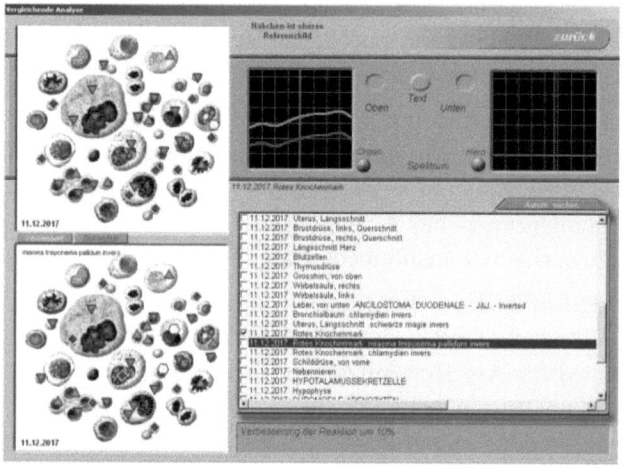

Abb. 97: *Im Roten Knochenmark zeigt sich eine energetische Belastung, die bei der sonst üblichen Invertierung von Treponema pallidum nicht verschwindet bzw. sich nur um 10% bessert. Folglich besteht noch eine andere miasmatische Belastung, nach der es zu suchen gilt. Die Patientin gibt auf Nachfrage möglicher Infektionskrankheiten an, dass sie vor 10 Jahren unter einer schweren Chlamydienpneumonie gelitten habe, an der sie lange herumlaboriert habe. Bemerkenswerterweise habe man die schwere Erkrankung seinerzeit im Röntgenbild der Lungen fast nicht gesehen, obwohl ihre Leistungsfähigkeit fast nicht mehr vorhanden war und sie wochenlang nur im Bett liegen konnte. Erst sehr langsam habe sie sich schließlich von dieser schweren Infektionskrankheit erholt.*

Das Bakterium führt meistens zu einer leichten Tracheobronchitis oder bei Immunsupprimierten zu einer atypischen und interstitiellen Pneumonie. Normalerweise zeichnet sich jedoch eine Infektion nur durch leichte Halsschmerzen aus, weswegen es auch oft zu keiner Diagnosestellung kommt. Dies erklärt auch die hohe Durchseuchung in der Gesellschaft, denn rund 70% tragen den Erreger im Organismus. Selten kommt es auch zur reaktiven Arthritis. Inzwischen wird auch ein Zusammenhang mit koronaren Herzkrankheiten und Arteriosklerose diskutiert. Das Erregerreservoir stellt der Mensch, meistens in einem Alter von 15-25 Jahren, dar. Der Erreger existiert in Form eines sogenannten Elementarkörpers, der biologisch inaktiv, jedoch stark umweltresistent ist. Dies ermöglicht ihm auch ein extrazelluläres Überleben. Der Elementarkörper wird aerogen von einer infizierten Person auf eine nicht-infizierte Person, also über Tröpfcheninfektion, übertragen. Daraufhin wird der Elementarkörper endosomal aufgenommen, was die Endozytose darstellt, kann aber aufgrund seines Zellwandaufbaus nicht vom darin enthaltenen Lysozym gespalten werden. Stattdessen entwickelt er sich zum Retikularkörper weiter und kann sich nun unbegrenzt vermehren. Später entwickelt er sich zurück zum Elementarkörper, sodass eine Ausatmung aus der Lunge die Basis für eine Tröpfcheninfektion verschafft. Man spricht von einem Lebenszyklus von Chlamydia pneumoniae.

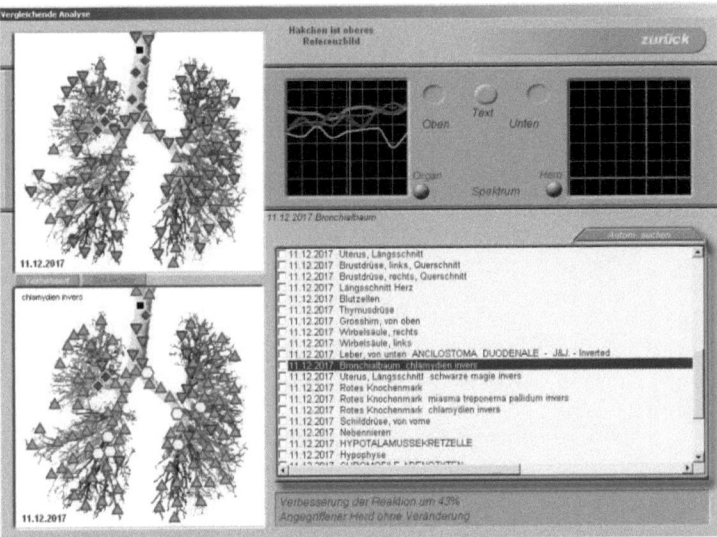

Abb. 98: *Energetische Belastung durch Chlamydia pneumoniae vor 10 Jahren, damals aufgefallen durch schweren Leistungseinbruch, auf dem Thorax Röntgenbild kaum etwas zu sehen gewesen, bis heute aktiv in Form von IgA-Antikörpern.*

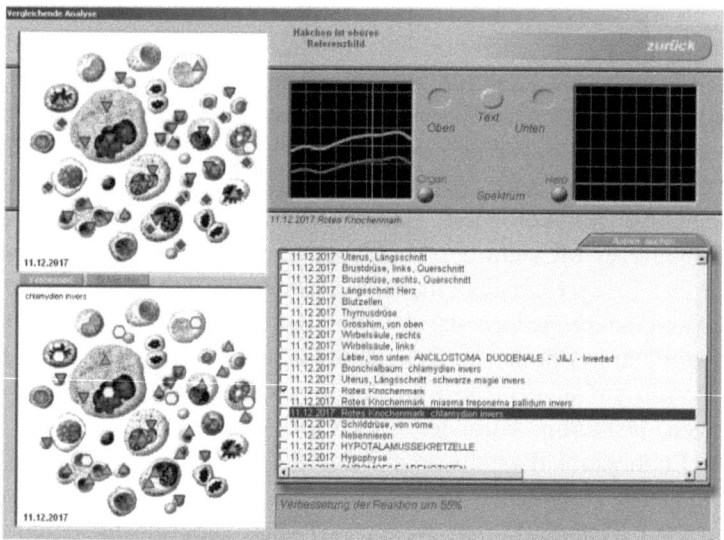

Abb. 99: *Energetische Belastung durch Chlamydia pneumoniae auch im Roten Knochenmark, es kommt zu einer Verbesserung des energetischen Befundes um 55% bei Invertierung.*

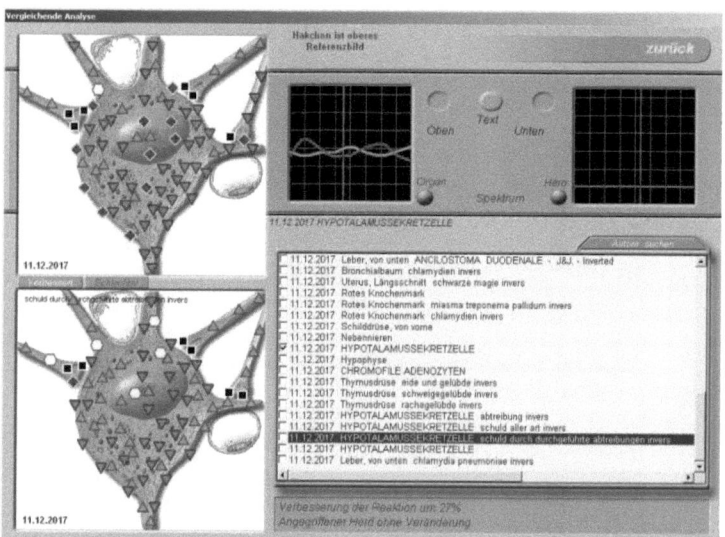

Abb. 100: *Schwere energetische Belastung auf den Hypothalamussekretzellen: Als Frauenärztin hat die Patientin zahlreiche Abtreibungen bei anderen durchgeführt, auch eine bei sich selbst durchführen lassen. Sie empfinde ob dieser Situation große Schuldgefühle.*

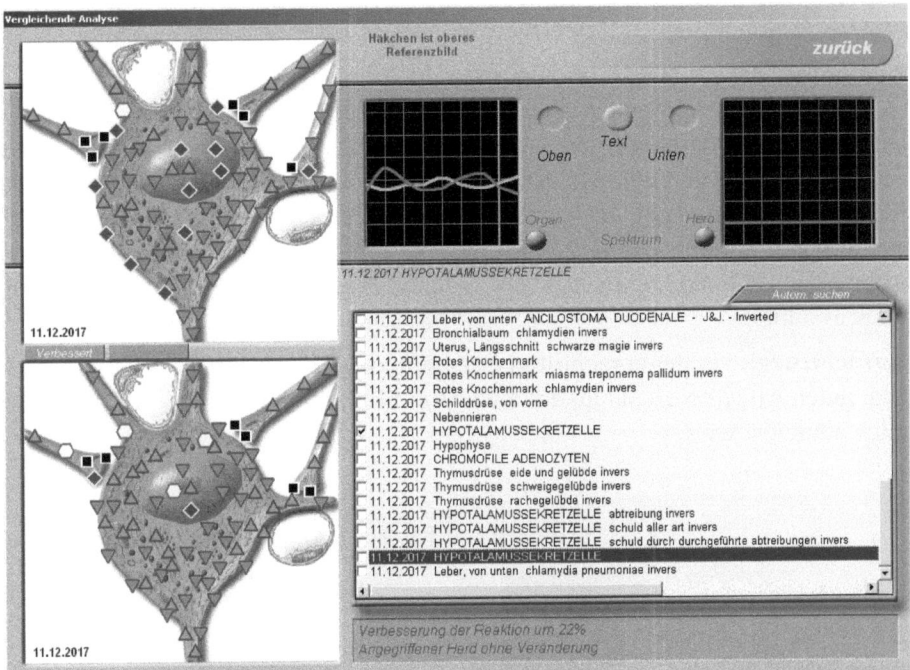

Abb. 101: Nach Durchführung der aurachirurgischen Auflösungsprozedur zeigt sich eine Verbesserung des energetischen Befundes um 22%.

Bewertung: Beeindruckend ist, dass die Chlamydienpneumonie als energetische Belastung bis zum heutigen Tag in dieser großen Intensität auf verschiedenen Organsystemen gefunden werden kann, im aktuellen Fall auf dem Bronchialbaum und im Roten Knochenmark. Das bedeutet, dass trotz einer antibiotischen Therapie offensichtlich noch Retikularkörper vorhanden sind, die eine entsprechende Information aussenden. Alternativ kann auch die Information isoliert bestehen bleiben und die energetische Konstellation des Organs einschränken. Durch die homöopathische Ausleitung lässt sich hier die Belastung reduzieren. Acht Wochen nach aurachirurgischer Behandlung ist der Allgemeinzustand der Patientin verbessert, wenngleich die energetischen Befunde in der NLS-Analyse nach Spielraum nach oben lassen. Entsprechend wird ein Folgetermin zu einer weiteren Ausleitungsbehandlung vereinbart.

Nahrungsmittelunverträglichkeiten

Anamnese: Patient, 44 Jahre, kommt in die Praxis wegen multipler Lebensmittelunverträglichkeiten und Allergien. Nüsse, insbesondere Haselnüsse, Schokolade und einige Getreidesorten werden nicht vertragen. Es kommt zu Blähungen, Bauchschmerzen und allgemeinem Unwohlsein mit Hautausschlägen und Juckreiz. Vor 20 Jahren habe der Patient eine schwere Lebensmittelvergiftung durch einen in der Sonne stehenden Kartoffelsalat erlitten. Es kam damals zu einem mehrtägigen Klinikaufenthalt, zwei Tage verbrachte er sogar delirant auf der Intensivstation.

Aurachirurgie: In der aurachirurgischen Exploration zeigt sich ein Patient in einem guten Allgemeinzustand, der einzig ein Sklavenjoch präsentiert, das erfolgreich aufgelöst wird.

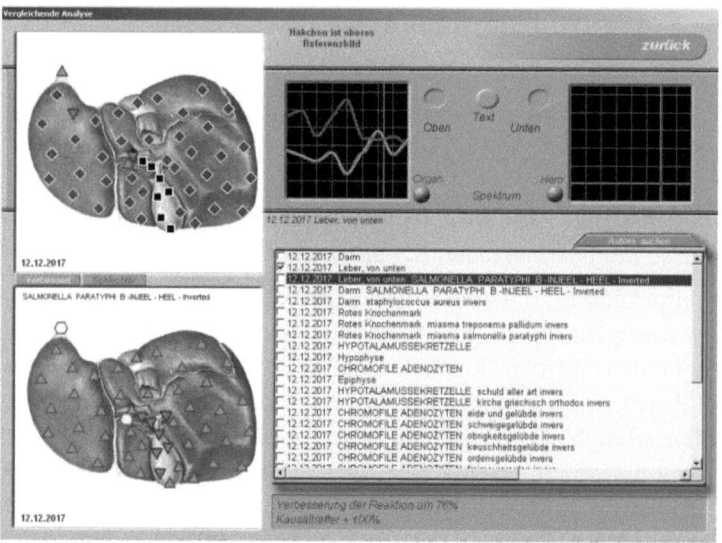

Abb. 102: *Schwere energetische Belastung der Leber, bei Invertierung von Salmonella paratyphi zeigt sich eine Verbesserung des energetischen Befundes um 76%. Salmonellen sind neben Staphylokokken die typischen Erreger bei Lebensmittelvergiftungen, verlaufen klinisch aber deutlich schwerer. Liegt die Inkubationszeit bei Staphylokokken bei etwa 2-3 Stunden, benötigen Salmonellen ca.12-24 Stunden, um klinisch in Erscheinung zu treten. Auch wenn sich die klinischen Bilder ähneln mit Durchfall, Erbrechen, Bauschmerzen, delirante Zustände, so kann doch auf Grund der unterschiedlichen Inkubationszeiten eine Abschätzung vorgenommen werden, ob es sich um eine Infektion durch Salmonellen oder Staphylokokken handelt.*

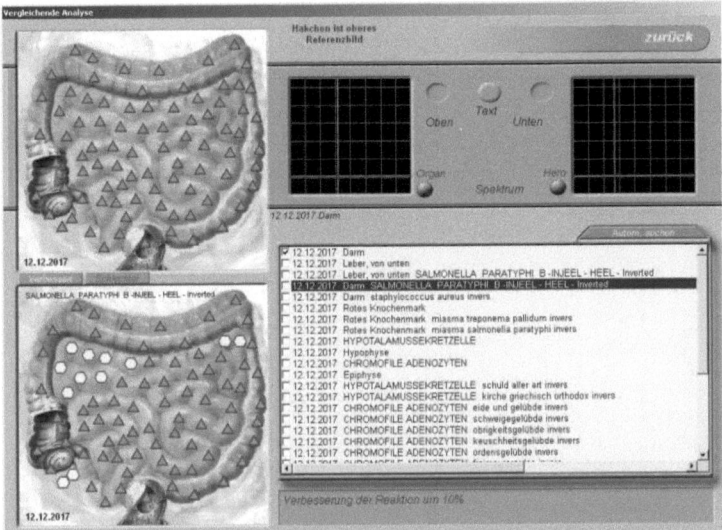

Abb. 103: *Energetischer Normalbefund des Darms, dennoch zeigt sich bei Invertierung von Salmonella paratyphi eine mögliche Verbesserung des energetischen Befundes um 10%.*

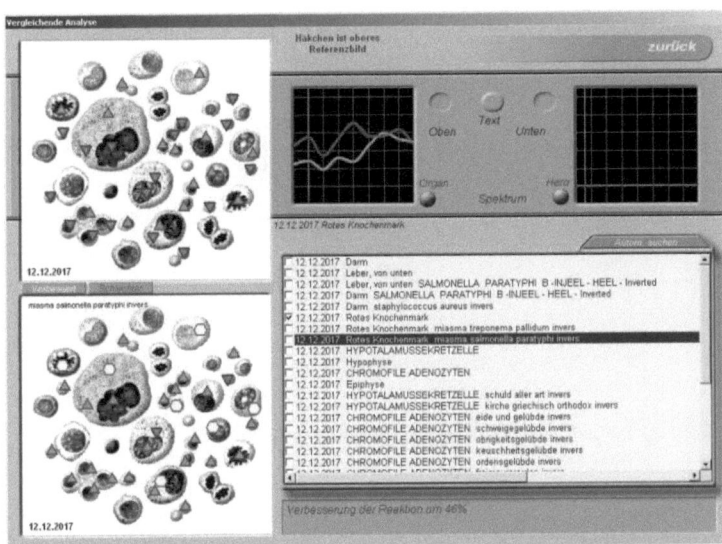

Abb. 104: *Besonders starke feinstoffliche Spuren hat die Salmonellenvergiftung vor 20 Jahren im Roten Knochenmark hinterlassen: Dort zeigt sich eine energetische Störung mit einer Verbesserung des Befundes um 46% bei Invertierung von Salmonella paratyphi.*

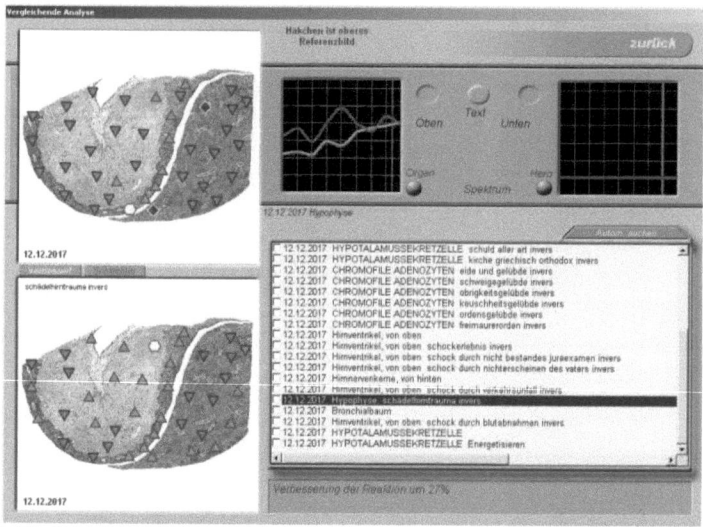

Abb. 105: *Energetische Störung an der Hypophyse, die typischerweise bei Schädel-Hirntraumata betroffen ist: Vor 22 Jahren Auffahrunfall durch einen 20 Tonnen schweren Kieslaster, der in einer Ortschaft von hinten auf den stehenden PKW der Patientin aufgefahren sei, die Patientin habe damals ein schweres Schleudertrauma erlitten.*

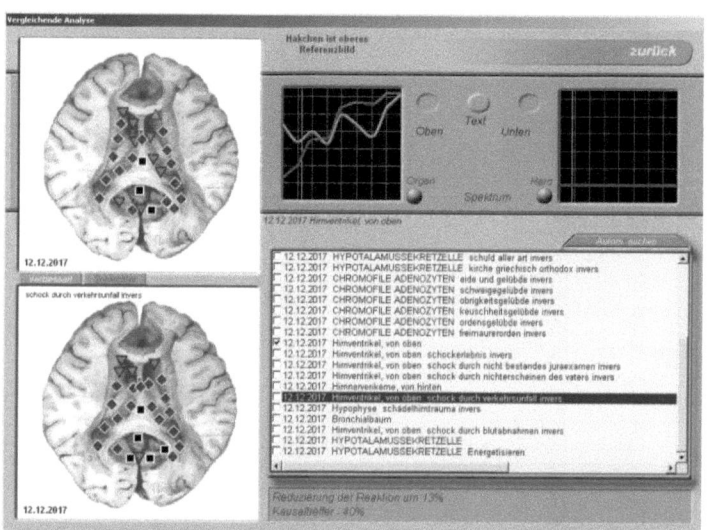

Abb. 106: *Schwere energetische Störung in den Hirnventrikeln: Bei Invertierung es Unfalls zeigt sich keine Verbesserung des energetischen Befundes. Entsprechend muss ein anderes Schockerlebnis für die Belastung verantwortlich sein.*

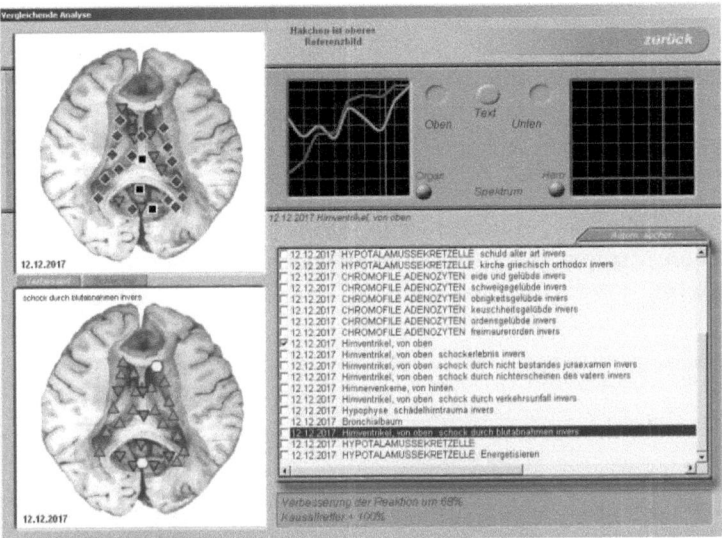

Abb. 107: *Patient hatte als Kind immer Allergien, der Kinderarzt meinte immer, das Kind hätte Blutarmut, weil es so blass sei, und hätte immer mit einer Lanzette blut abgenommen von der Fingerbeere, und meistens dann auch noch daneben gestochen.*

Bewertung: Die Unverträglichkeit von Nahrungsmitteln ist durch die Störung des Mikrobioms im Darm bedingt. Nahrungsmittel sind somit nicht primär unverträglich, sondern sie werden bei gesunden Darmverhältnissen entweder in geringeren Mengen oder in einerkörperverträglich verstoffwechselten Form resorbiert und bereiten aus diesem Grund keine Probleme. Ist die Darmflora hingegeben gestört, kommt es zu keiner physiologischen Umwandlung und/oder zu einer Resorption im größeren Stil und damit zu entsprechend negativen Wirkungen im Körper. Es ist somit keine reale Unverträglichkeit von Nahrungsmitteln, sondern einfach eine gestörte Metabolisierung und/oder Resorption. Reguliert man das Mikrobiom und bringt die Darmflora wieder in Ordnung, verändert sich die Metabolisierung und/oder Resorptionsmenge und die Nahrungsmittel werden wieder „verträglich". Angesichts der eher diskreten energetischen Belastung der Darms ist davon auszugehen, dass im vorliegenden Fall keine massive Störung des Mikrobioms mit enorm erhöhten Resorptionsmengen von „unverträglichen" besteht, sondern das Problem ist wohl eher die Leber: Durch die energetische Störung kann die Leber die resorbierten Substanzen nur in verringertem Umfang abbauen, so dass sie dann in den Systemkreislauf des Patienten gelangen und entsprechend unangenehme Symptome verursachen.

Schwerhörigkeit

Anamnese: Patientin, 66 Jahre alt, kommt in die Praxis ohne konkrete Beschwerden, sie möchte sich einfach mal aurachirurgisch untersuchen lassen. Seit einer Mumps-Infektion vor knapp 60 Jahren sei sie auf dem linken Ohr taub.

Aurachirurgie: Die Patientin befindet sich in einem guten Allgemeinzustand. Von den karmischen Mustern findet sich ein diskretes Sklavenjoch, das fachgerecht aufgelöst wird.

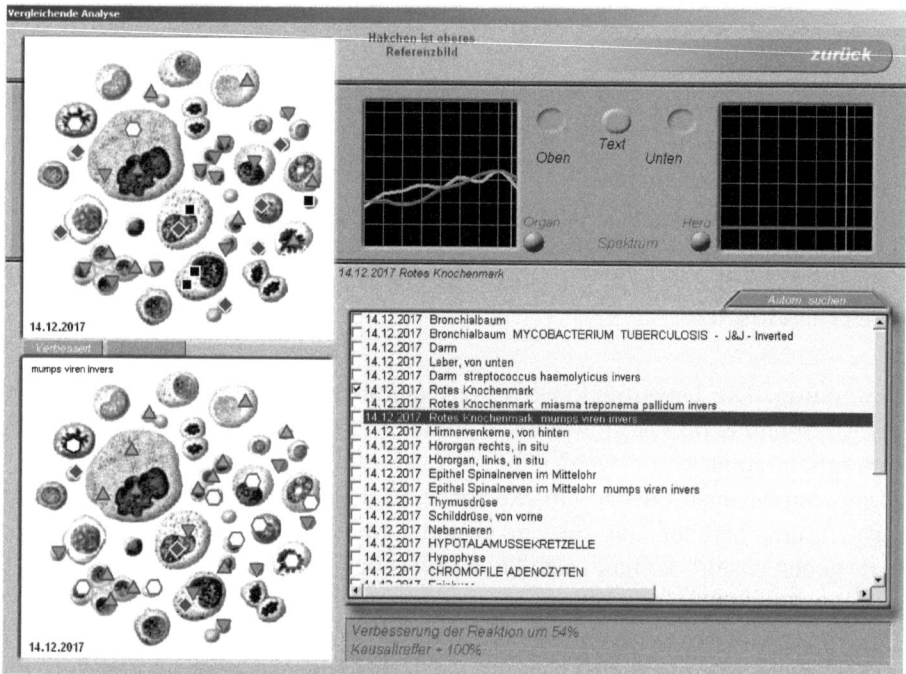

Abb. 108: Auf dem Roten Knochenmark zeigt sich eine schwere energetische Belastung durch den Mumps-Erreger, bei Invertierung kommt es zu einer Verbesserung des energetischen Befundes um 54%.

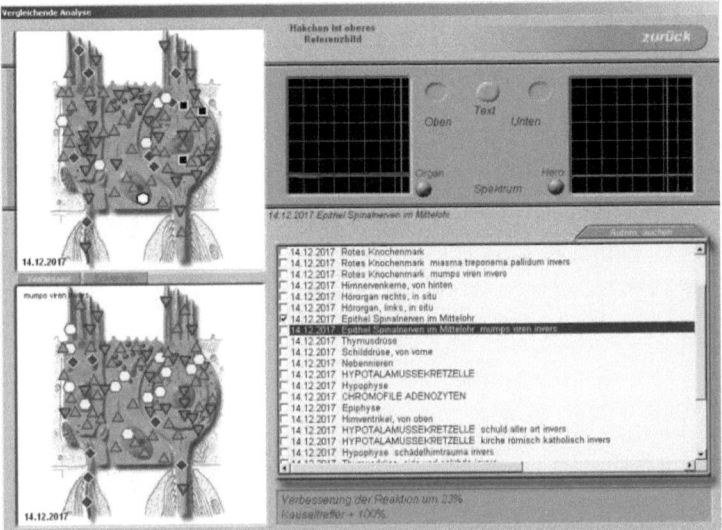

Abb. 109: *Auf den Epithelien der Spinalnerven im Mittelohr findet sich eine energetische Belastung durch den Mumps-Erreger, bei Invertierung kommt es zu einer Verbesserung des energetischen Befundes um 23%.*

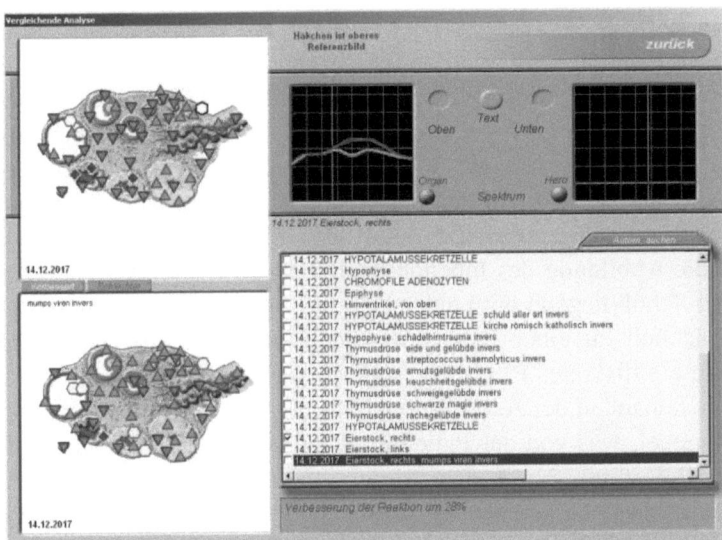

Abb. 110: *Auf den Ovarien findet sich eine energetische Belastung durch den Mumps-Erreger, bei Invertierung kommt es zu einer Verbesserung des energetischen Befundes um 28%. Es ist bekannt, dass der Mumps-Erreger häufig auch die Keimzellen befällt, was nicht selten zu Unfruchtbarkeit führt.*

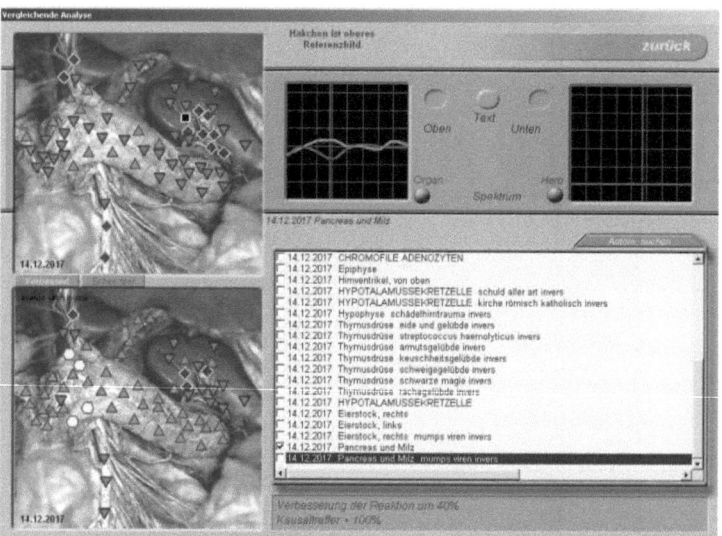

Abb. 111: *Auf der Bauchspeicheldrüse findet sich eine energetische Belastung durch den Mumps-Erreger, bei Invertierung kommt es zu einer Verbesserung des energetischen Befundes um 40%. Es ist bekannt, dass der Mumps-Erreger manchmal auch die Bauchspeicheldrüse befällt, was nicht selten zu einer Entzündung und konsekutiv zu einem Diabetes mellitus Typ 1 führt.*

Bewertung: Der vorliegende Fall einer alten Mumps-Erkrankung zeigt eindrucksvoll, wie lange die energetisch-informatorischen Belastungen durch den Mumps-Erreger feinstofflich in den entsprechenden Zielorganen gefunden werden können. Knapp 60 Jahre nach der Mumps-Infektion zeigen sich entsprechende Belastungen nach wie vor auf den entsprechenden Zielorganen. Als sich Patientin und Aurachirurg gegenübersitzen und der Arzt mit der chirurgischen Sonde Druck auf die Abbildung des Innenohres im Anatomieatlas, welchen die Patientin auf ihrem Schoß liegend mit beiden Händen hält, ausübt, kommt es bei der Patientin tatsächlich zu einer Resonanzbildung im linken Innenohr. Sie beschreibt, dass sie ein diskretes Pfeifen im Ohr hört und ein leichtes Kribbeln verspürt. Daraufhin behandelt der Arzt das Innenohr mit Akupunkturnadeln und der 432 Hz Stimmgabel, was von der Patientin als angenehm empfunden wird. Die energetische Belastung durch den Mumps-Virus wird homöopathisch ausgeleitet, was bei der Nachuntersuchung 2 Wochen später zu einer deutlichen Verbesserung des energetisches Befundes an Pankreas, Ovarien und Innenohr führt.

Armlähmung

Anamnese: Der Patient, 72 Jahre alt, kommt in die Praxis, nachdem bei ihm vor 3 Monaten eine Periarthropathia humeroscapularis rechts diagnostiziert worden war. Der Patient schildert, wie er morgens nach dem Aufstehen den Arm nicht mehr heben konnte. Es erfolgt die stationäre Einweisung in Krankenhaus wegen des Verdachts auf einen Schlaganfall. Der diensthabende Neurologe kann jedoch nichts dergleichen feststellen, insbesondere das MRT ergibt keinen pathologischen Befund. Entsprechend wird der Patient beim Orthopäden vorgestellt, der dann die Schulter röntgt. Es finden sich weder eine Arthrose noch irgendwelche Verkalkungen. Der Orthopäde erklärt den Sachverhalt durch eine Verengung im Bereich der Sehnenscheide des M. supraspinatus mit einem entsprechenden impingement (Einklemmung). Der Patient erhält seit 6 Wochen Physiotherapie, inzwischen kann er den arm wieder schmerzfrei heben. Während der vergangenen drei Monate habe er viel Schmerzmittel zu sich genommen, insbesondere Diclofenac in Kombination mit dem Magenschutz Omeprazol.

Aurachirurgie: Es zeigt sich das karmische Muster des Sklavenjochs, das entsprechend regelkonform aurachirurgisch aufgelöst wird.

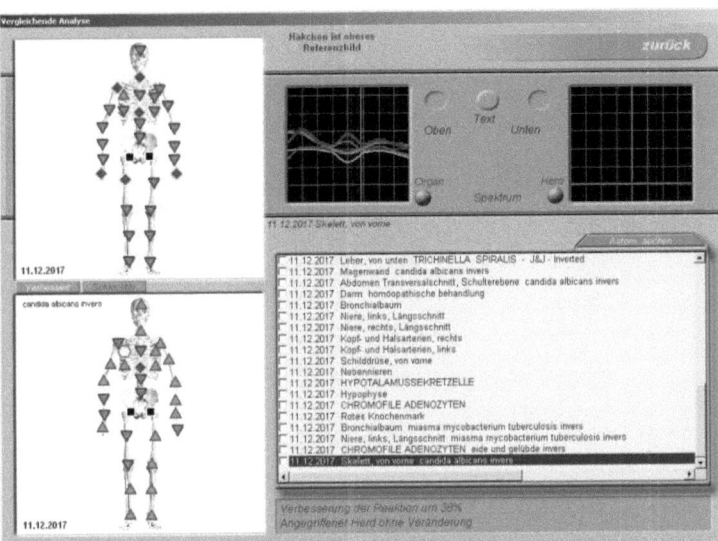

Abb. 112: Beeindruckend ist das Bild des Skeletts, die rechte Schulter und Halswirbelsäule sind braun markiert, nach Invertierung von Candida albicans wird sie um eine Stufe besser, keine braunen Markierungen mehr an den Händen, insgesamt Verbesserung des energetischen Befundes um 38%, keine Verbesserung in den Hüftgelenken, Ursache: Zwei künstliche Hüftgelenke.

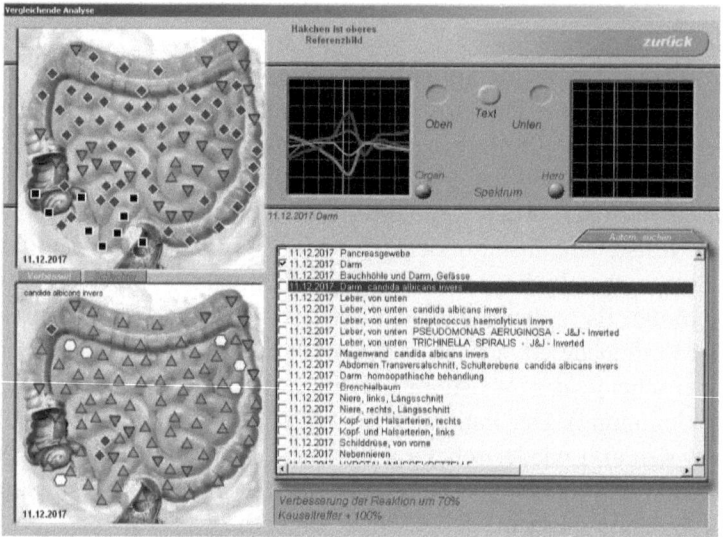

Abb. 113: *Schwere energetische Störung des Darms, bei Invertierung von Candida albicans kommt es zu einer Verbesserung des Befundes um 70%.*

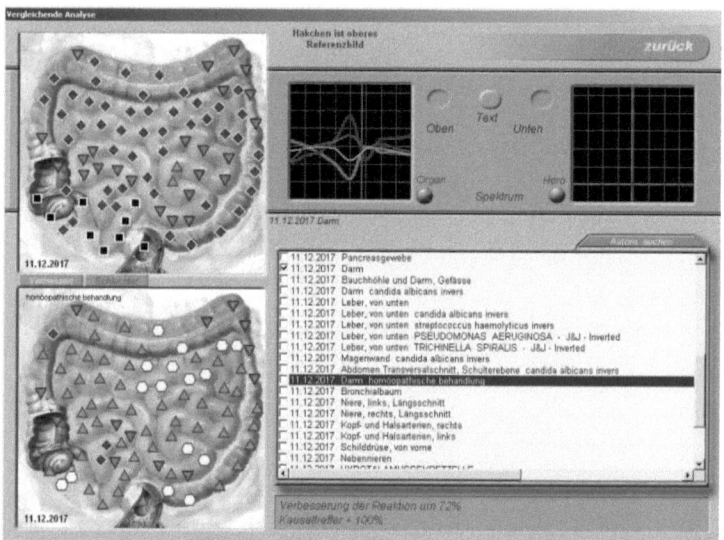

Abb. 114: *Die Abfrage an das System, ob eine homöopathische Behandlung sinnvoll und indiziert ist, wird mit einer voraussichtlichen Verbesserung des energetischen Befundes um 72% positiv beantwortet.*

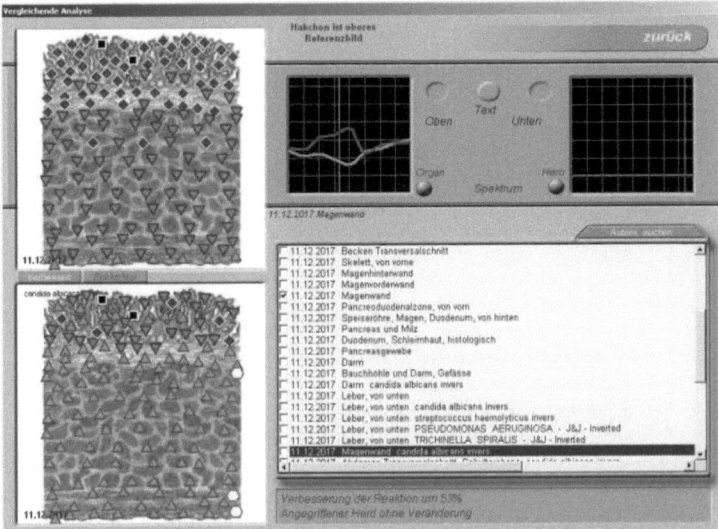

Abb. 115: *Auch die Magenwand zeigt eine schwere energetische Belastung durch den Befall mit Candida albicans, der sich bei Invertierung um 53% verbessert.*

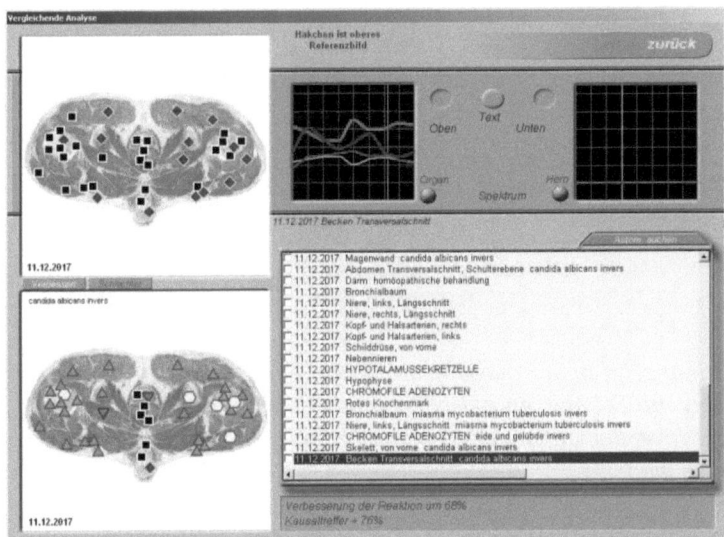

Abb. 116: *Die Muskulatur des Beckens ist durchgängig schwer energetisch belastet, bei Invertierung von Candida albicans kommt es zu einer Verbesserung des Befundes um 68%.*

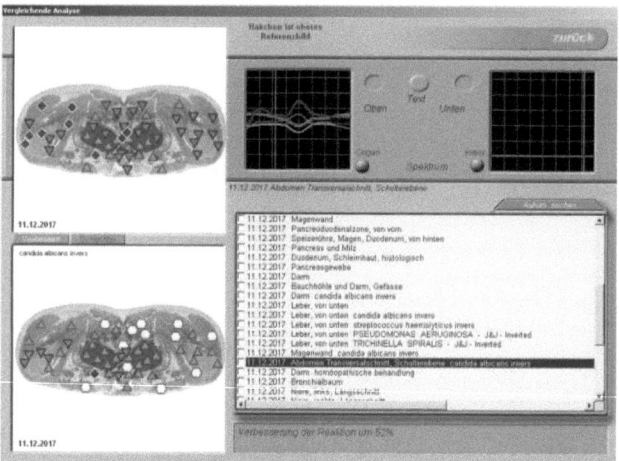

Abb. 117: *Die Muskulatur des Beckens ist energetisch belastet, bei Invertierung von Candida albicans kommt es zu einer Verbesserung des Befundes um 68%.*

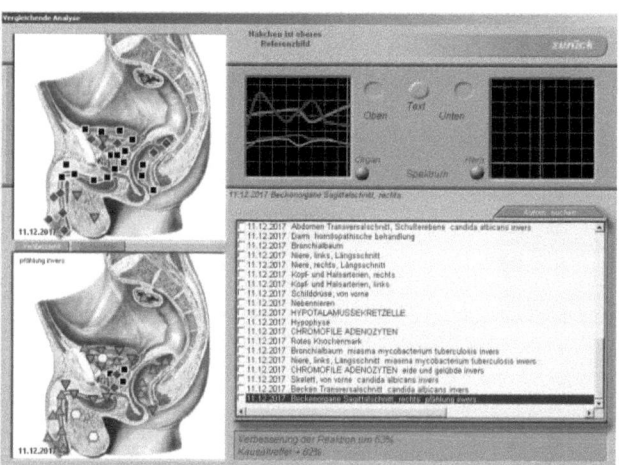

Abb. 118: *Der Patient zeigt in der aurachirurgischen Exploration das karmische Muster der Pfählung mit Schmerzen zwischen den Schulterblättern sowie Hämorrhoiden. Bei Invertierung in der NLS-Analyse kommt es zu einer Verbesserung des Befundes um 63%.*

Bewertung: Der vorliegende Fall einer Periarthropathia humeroscapularis zeigt eindrucksvoll, in welchem Teufelskreis sich viele Patienten bewegen: Mit gängigen Schmerzmitteln aus der Gruppe der nichtsteroidalen Antirheumatika (NSAR) werden entzündliche Gelenkserkrankungen oder Schmerzen behandelt. Um gleichzeitig den Magen zu schützen, wird oft die zusätzliche Einnahme von

Protonenpumpenhemmern empfohlen. Was dem Magen helfen soll, scheint für den Darm jedoch keine gute Kombination zu sein. Die Kombination von NSAR, zu denen das vom Patienten eingenommene Diclofenac zählt, und Protonenpumpenhemmern, hier Omeprazol, kann zu Entzündungen im Dünndarm führen. Dies berichten Wissenschaftler der Medizinischen Universität Wien im Fachblatt Gastroenterology[10] in 2017. Bei etwa einem Drittel der Studienteilnehmer, die mit dieser Medikamenten-Kombination behandelt worden waren, stellten die Wissenschaftler nach zwei Wochen mithilfe einer sogenannten Kapselendoskopie markante Entzündungen im Dünndarm fest. Solche Entzündungen führen zu Störungen des Mikrobioms und zu einer Besiedelung des Darms mit nichtphysiologischen Bakterien und Pilzen. Im vorliegenden Fall kommt es zu einer Überwucherung mit Candida albicans, ein Pilz, der vermutlich bereits vor dem akuten Ereignis vorhanden war. Der Regelkreis ist wie folgt: Die Störung des Mikrobioms führt dazu, dass der Darm unphysiologische Substanzen resorbiert, die zunächst die Leber belasten und sich dann im weiteren Verlauf in Gelenken, Muskeln, Sehnen ablagern. Dort kommt es entsprechend zu schmerzhaften Entzündungen, die u.a. wie im vorliegenden Fall als Periarthropathia humeroscapularis imponieren. Der Patient beginnt Schmerztabletten einzunehmen und verstärkt unwissentlich den Prozess noch weiter: Die Darmflora wird noch stärker geschädigt als bisher und das zugrundeliegende Problem somit nicht gelöscht, sondern nur überdeckt. Entsprechend kommt es immer wieder zu entzündlichrheumatischen Problemen im Schulterbereich. Im schlimmsten Fall entscheidet sich ein Orthopäde dann zur Operation. Der umgekehrte Weg wäre sinnvoller: Durch die Behandlung des Darms mit Sanierung des Mikrobioms kommt es wieder zu regulären Resorptionsverhältnissen, die Entzündungen in den Gelenken, Muskeln und Sehnen klingen ab, das Problem ist nachhaltig gelöst. Welch unglaublichen Blüten das alles letztlich treibt, zeigt die Studie aus Wien: Hier wird empfohlen, zur Vermeidung von Entzündungen im Dünndarm das Antibiotikum Rifaximin einzunehmen. Letztlich wird aber das Problem dadurch nicht gelöst, sondern nur noch weiter verschärft: Denn das Antibiotikum Rifaximin wird zu einer weiteren Schädigung des Mikrobioms beitragen und damit die Resorptionsstörung im Darm weiter verschärfen, worüber in der Studie kein Wort verloren wird.

---

[10] „Rifaximin Reduces the Number and Severity of Intestinal Lesions Associated With Use of Nonsteroidal Anti-Inflammatory Drugs in Humans." Scarpignato C1, Dolak W2, Lanas A3, Matzneller P4, Renzulli C5, Grimaldi M5, Zeitlinger M4, Bjarnason I6.Gastroenterology. 2017 Apr;152(5):980-982. doi: 10.1053/j.gastro.2016.12.007.

Zahnschmerzen

Anamnese: Die Patientin, 32 Jahre alt, kommt in die Praxis wegen Zahnschmerzen. Auf dem 11-er findet sich angeblich ein Zahnwurzelherd, den der Zahnarzt per Zahnwurzelresektion behandeln möchte. Die Patientin fragt, ob eine solche Operation auch aurachirurgisch durchgeführt werden könne.

Aurachirurgie: In der aurachirurgischen Exploration findet sich das karmische Muster der Pfählung im Vorleben.

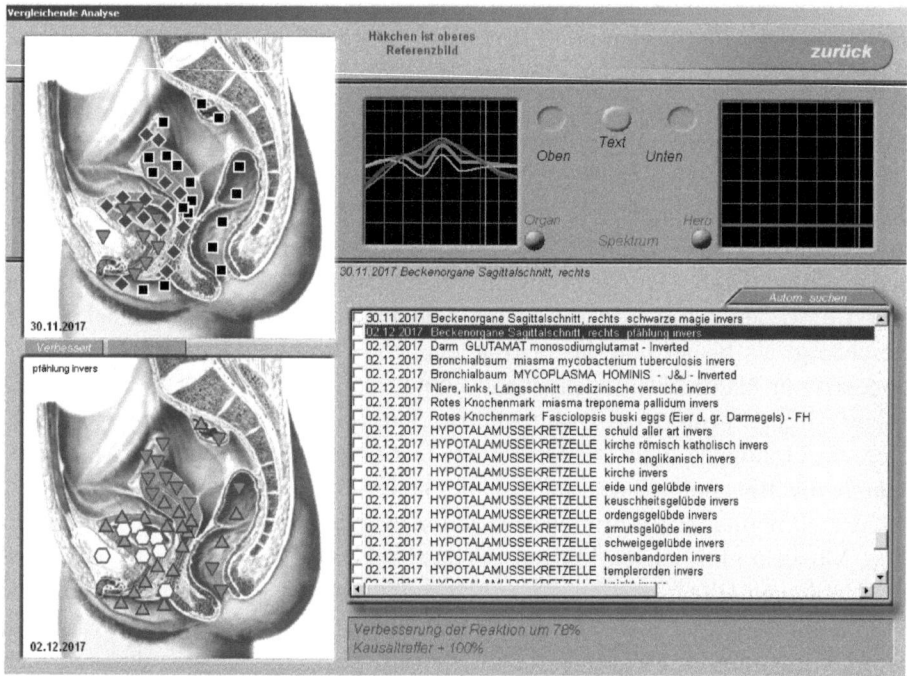

Abb. 119: *Deutliche energetische Belastung auf den Organen des Beckens. Sowohl Blase, Uterus, Eierstöcke, aber auch das Rectum sind von schwarzen Markierungen durchgesetzt. Bei Invertierung von Pfählung im Vorleben zeigt sich eine Verbesserung des energetischen Befundes um 78%.*

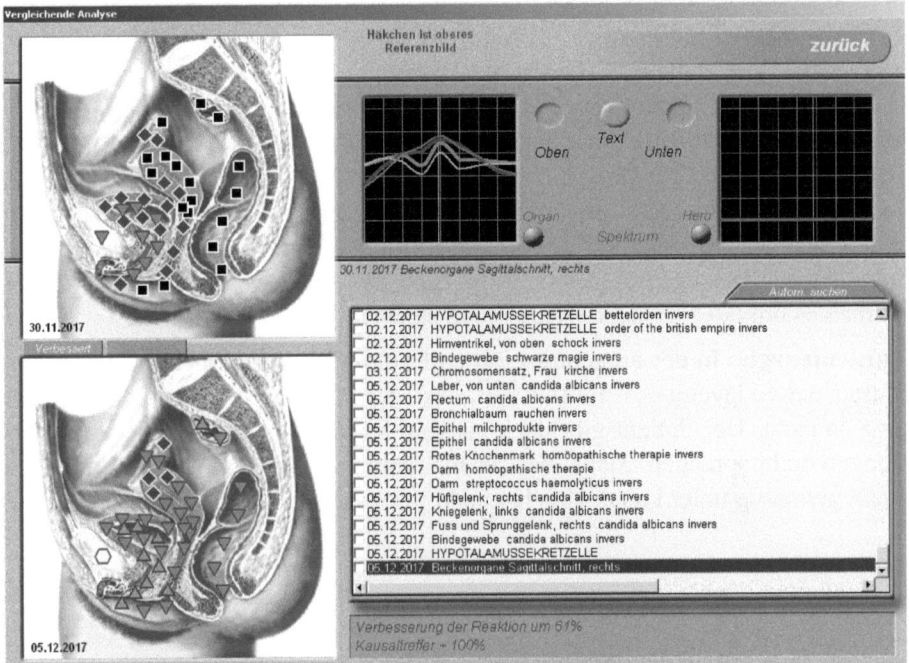

Abb. 120: *Nach Auflösung des karmischen Musters Verbesserung des energetischen Befundes um 61%.*

Bewertung: Die Zähne 11, 21, 31 und 41, d.h. die zur Mitte hin liegenden Schneidezähne, haben laut TCM eine energetische Verbindung zum Blasenmeridian. Immer wieder findet sich die Konstellation, dass eine Irritation an der Harnblase unmittelbare oder mittelbare Symptome im Bereich der Schneidezähne auslöst. Aurachirurgisch gilt es deshalb insbesondere im Bereich der Harnblase zu prüfen, indem der Aurachirurg mit der chirurgischen Sonde auf die Harnblase drückt. Im vorliegenden Fall ergibt sich eine Resonanz, letztlich ausgelöst durch das karmische Muster der Pfählung im Vorleben. Die Patientin beschreibt auch die für dieses Muster typischen Symptome von Verstopfung, Hämorrhoiden und ziehende Schmerzen zwischen den Schulterblättern. Weitere Möglichkeiten einer energetischen Blasenstörung ergeben sich aus der karmischen Belastung durch Medizinische Versuche im Vorleben, unter Umständen kombiniert mit miasmatischen Belastungen z.B. durch Streptokokken, Trichomonaden, E. coli oder viele andere Keime. Tatsächlich bilden sich die Zahnschmerzen nach aurachirurgischer Behandlung prompt zurück, auf eine Zahnwurzelresektion kann verzichtet werden.

Druck auf der Brust

Anamnese: Der Patient, 34 Jahre alt, kommt in die Praxis wegen eines chronischen Druckgefühls auf der Brust. Er sei bereits beim Kardiologen gewesen, habe eine EKG-Untersuchung erhalten, allerdings mit einem Normalbefund. Ein Trauma im Bereich der Brust habe er noch nie gehabt, weder sei er gestürzt noch habe er sich an der Brust angeschlagen. Drückt man auf die einzelnen Rippen, ändert sich am Druckgefühl auf der Brust nichts, auch habe er keine wirklich definierbaren Schmerzen. Der Internist habe ihn mit der Diagnose eines Brustschmerzes unklarer Ursache wieder heimgeschickt.

Aurachirurgie: In der aurachirurgischen Exploration findet sich das karmische Muster des Sklavenjochs. Es fällt auf, dass der Patient in einer gebückten Haltung da steht. Der Patient gibt dazu passend an, dass er vor großen Menschenmengen nicht sprechen könne, dass er in Veranstaltungen immer am Rand sitze und regelmäßig unter kalten Händen und Füßen zu leiden habe.

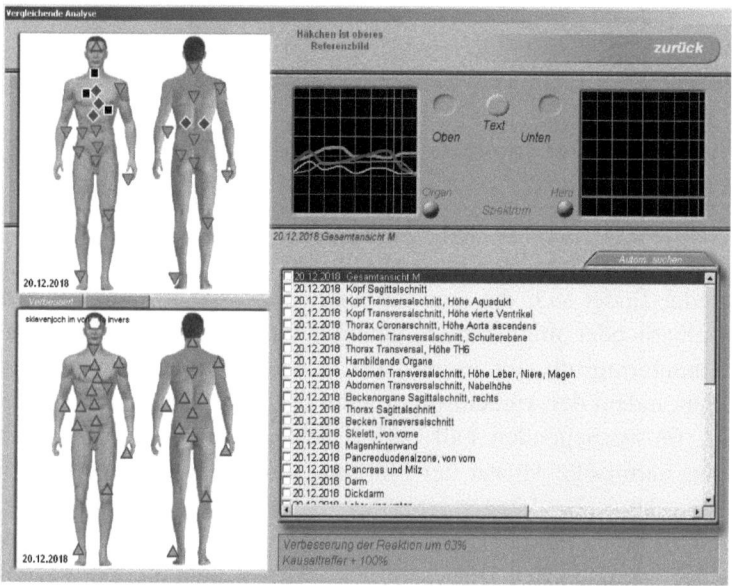

Abb. 121: Deutliche energetische Störung auf der Brust und am Rücken, bei Invertierung von Sklavenjoch im Vorleben Verbesserung der Reaktion um 63%.

Bewertung: Nach aurachirurgischer Entfernung des Sklavenjochs ist das Druckgefühl auf der Brust verschwunden. Auch die Symptomatik der kalten Hände und Füße verringert sich deutlich.

Über den Autor

Dr. med. Mathias Künlen.

Studium der Humanmedizin an der LMU in München.

Studium der Informatik an der Fachhochschule München.

Deutsches medizinisches Staatsexamen 1988.

US amerikanisches medizinisches Staatsexamen FMGEMS 1989.

Facharzt für Neurologie seit 1994.

Gründer und Vorstand der Softmark AG Grünwald, Softwareentwicklung im Bereich des Cognitive Computing.

Gründer des IFA Institut für Aurachirurgie AG, Fürstentum Liechtenstein.

Shotokan Karate 1. DAN im DKV Deutscher Karateverband.

Kyusho Jitsu 1. DAN im DKV Deutscher Karateverband.

Für eine Kontaktaufnahme schicken Sie bitte eine E-Mail an

info@aurachirurgie.me

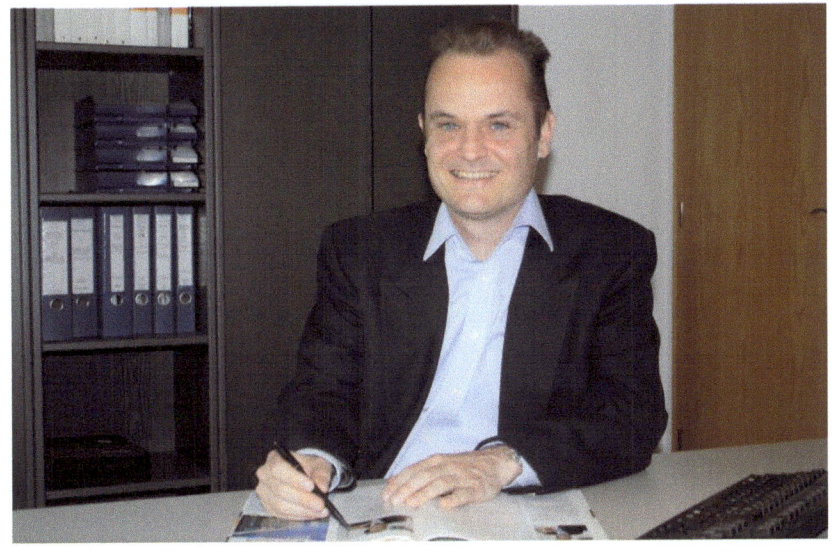

Index